갑상선,
면역력을 키워야
고친다

갑상선
면역력을
키워야 고친다

1판 1쇄 | 2015년 9월 15일
1판 5쇄 | 2019년 10월 15일

지은이 | 차용석
펴낸이 | 박상란
펴낸곳 | 피톤치드

교정교열 | 강예서 **디자인** | 위즈엔컴
경영·마케팅 | 박병기
출판등록 | 제 387-2013-000029호
등록번호 | 130-92-85998
주소 | 경기도 부천시 원미구 길주로 262 이안더클래식 133호
전화 | 070-7362-3488
팩스 | 0303-3449-0319
이메일 | phytonbook@naver.com

ISBN | 979-11-86692-01-1 (13510)

「이 도서의 국립중앙도서관 출판예정도서목록(CIP)은 서지정보유통지원시스템 홈페이지(http://seoji.nl.go.kr)와 국가자료공동목록시스템(http://www.nl.go.kr/kolisnet)에서 이용하실 수 있습니다.(CIP제어번호: CIP2015022691)」

※ 가격은 뒤표지에 있습니다.
※ 잘못된 책은 구입하신 서점에서 바꾸어 드립니다.

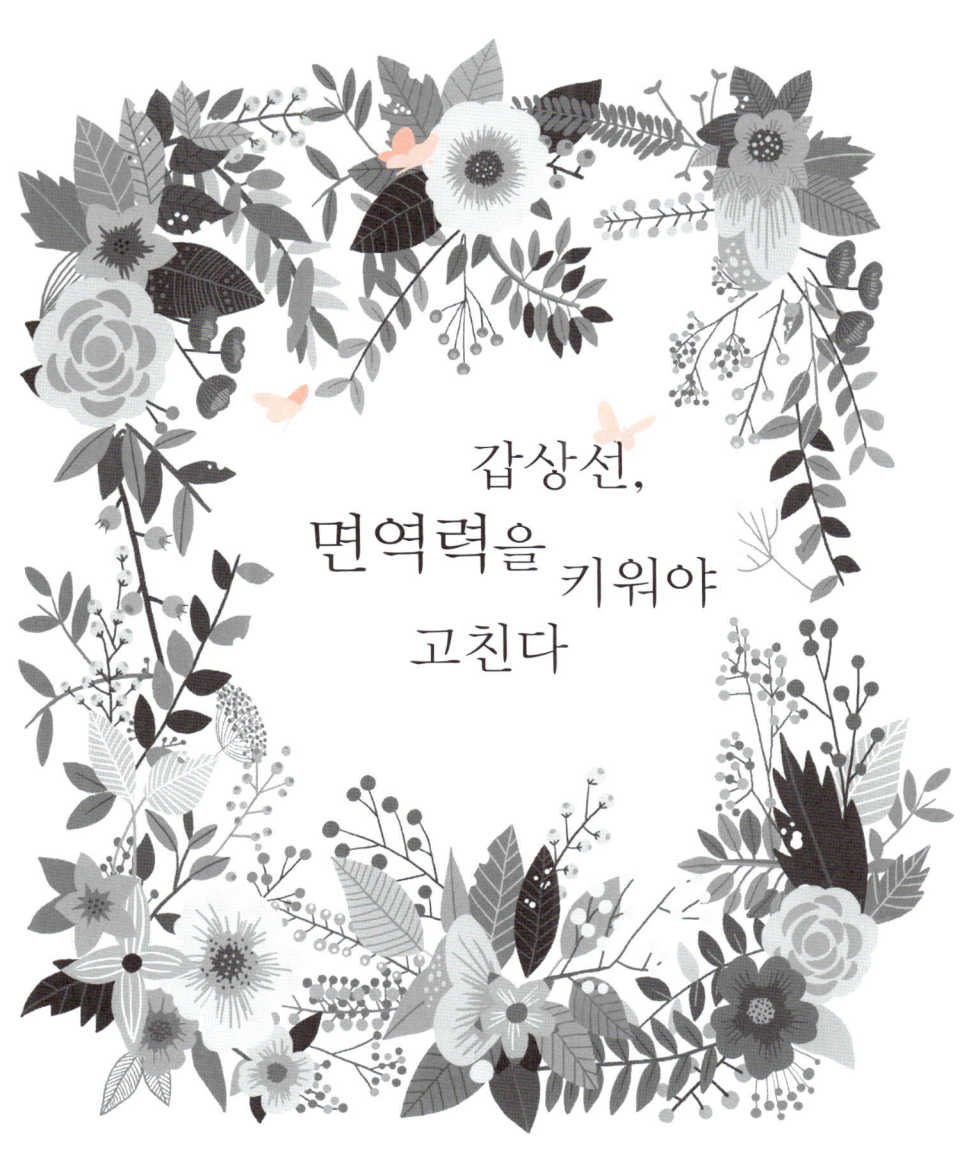

갑상선,
면역력을 키워야
고친다

파톤치드

서문

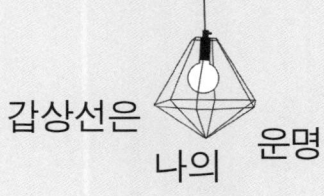
갑상선은 나의 운명

필자는 갑상선 질환을 전문적으로 치료하는 한의사다.
"한의원에서 어떻게 갑상선을 고쳐요?"
만성 피로 때문에 내원을 한 첫 번째 환자가 의아한 표정을 지으며 질문하던 그날을 필자는 아직도 기억한다.
최근에 사석에서 만난 내과 전문의 역시 필자의 명함을 보더니 이런 말을 건넸다.
"어떻게 한의학으로 갑상선을 치료할 수 있는지 궁금합니다."
오장육부의 허와 실을 진단하여 전신의 질병을 치료하는 것이 한의학의 원리다. 내분비 기관 중에서도 상대적으로 작은, 기껏해야 30그램밖에 되지 않는 갑상선만을 전문적으로 진료한다는 것이 어찌 보면 의아하게 들릴 수도 있다. 더욱이 갑상선 기능 이상은 호르몬의 과잉 또는 부족으로 생기는 질병이기 때문에 한약으로 호르몬을 조절한다는 것이 가능한 일인지 많은 사람이 쉽게 납득하지 못한다.
보편적인 인식이 이러하지만 필자가 갑상선을 전문적으로 진료하기로 결심한 특별한 계기가 있었다.
"어, 이게 뭐야?"
10여 년 전, 초음파 실습 시간이었다. 그날 필자는 여러 사람을 대표하여 초음파 실습 대상이 되었다. 말없이 화면을 들여다보던 강사가 이렇게 말했다.

"차 원장님, 지금으로선 그리 나빠 보이지 않습니다만, 혹시 모르니 큰 병원에 가서 조직 검사를 받아 보시는 게 좋을 것 같아요."

필자는 그때 처음 갑상선에 1센티미터 크기의 혹이 있다는 사실을 알게 되었다. 당혹감을 감출 수 없었다. 그 시절 필자는 갑상선 혹과 암을 정확하게 구별할 줄 몰랐다. 대형 종합병원에서 조직 검사를 하고 결과를 기다리기까지 한 달 남짓한 시간 동안 불안감에 시달렸다. 직접 겪어 보지 못한 사람은 이해하기 어려울 것이다. 의료인인 필자도 걱정스러운 마음에 한동안 밤잠을 설치고 제대로 식사도 하지 못했는데, 어느 날 갑자기 갑상선암이라는 진단을 받는 환자들의 충격은 오죽할까.

그 후에도 갑상선과의 인연은 계속되었다. 아내는 필자와 만나기 전부터 갑상선 질환을 앓았다. 그러나 결혼 후에는 특별히 갑상선 호르몬제를 복용하거나 검사를 받지 않아 더 이상 문제가 없다고 생각했다. 출산 후에 갑상선 주위가 약간 붓고 체중 조절을 어려워하긴 했지만 필자는 출산한 여성에게 나타나는 의례적인 현상이라 생각하고 심각하게 받아들이지 않았다.

하지만 갑상선에 대해 본격적으로 공부하면서 아내에게 여전히 갑상선 질환 증상이 나타나고 있다는 사실을 깨달았다. 그때부터 아내에게 나타나는 여러 가지 신체적·심리적 증상을 자세히 관찰했다.

우리 부부는 결혼 후에 뒤늦게 아이를 가졌다. 아내는 유산 경험도 있었고, 체중 조절을 어려워했으며 탄수화물에 집착했다. 또한 종종 감정을 잘 조절하지 못했고, 만성 피로 때문에 힘겨워했다.

우리 주변에 아내와 같은 증상을 보이는 사람이 많다. 하지만 대부분의 사람이 심각한 질병으로 생각하지 않고, 치료의 필요성을 느끼지 못한다.

진정한 의미의 웰빙은 질병이 없는 상태를 의미하지 않는다. '건강한 육체와 정신이 조화로운 상태를 추구한다'는 의미에서 볼 때 현재의 갑상선 치료 방식은 웰빙과 무관하다. 다시 말해 병원은 환자가 호소하는 다양한 불편함에 대해서는 특별한 관심을 보이지 않는다. 갑상선 질환은 약물 복용이나 방사선 치료 없이도 얼마든지 치료할 수 있다. 호르몬 수치를 끌어올리는 방법 말고 면역을 강하게 만드는 치료법을 선택하면 갑상선 환자들도 진정한 의미의 웰빙 상태를 누릴 수 있다.

필자는 치료를 받으면서도 여전히 갑상선 기능 이상으로 고통 받는 사람들에게 건강을 되찾는 방법을 알리기 위해, 삶의 질을 떨어뜨리는 여러 가지 증상이나 질병들이 갑상선 기능 이상과 연결되어 있다는 사실을 알리기 위해 이 책을 집필했다. 혹시 필자의 앎이 일천하여 잘못된 정보가 있다면 따끔하게 지적해 주시기를 바란다.

사람의 도리를 깨우쳐 주신 금오 원장님, 새로운 학문에 눈 뜨게 해 주신 많은 선배 학자, 부모님, 아내, 정훈, 성훈이에게 감사의 마음을 전한다.

행복찾기한의원 진료실에서
저자 차용석

목차

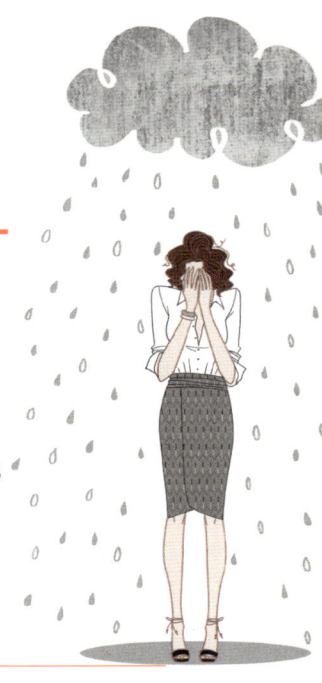

PART 1. 당신이 365일 아픈 이유

chapter 1. 몸이 예전 같지 않아요   14

chapter 2. 그 많던 머리카락은 어디로 갔나   19

chapter 3. 견디기 어려운 고통, 난임   24

chapter 4. 히스테리, 나이 든 여자는 다 그래?   28

chapter 5. 피부는 모든 것을 말해 준다   33

chapter 6. 모든 것을 바꾸어 놓은 출산   38

chapter 7. 물만 마셔도 살이 쪄요   43

case 아픈 데 이유 있나 했죠

PART 2. 목이 예쁜 여자가 진짜 미녀

chapter 1. 건강 상태 알려 주는 나비, 갑상선   50

갑상선 기능 저하증 체크리스트 / 갑상선 기능 항진증 체크리스트

chapter 2. 갑상선 질환, 이것만 기억하라   57

갑상선 기능 항진증 / 그레이브스병 / 안구 돌출증

갑상선 중독증 / 갑상선 기능 저하증 / 하시모토 갑상선염

갑상선 호르몬 저항성 / 갑상선 결절과 암

chapter 3. 갑상선암 그리고 공포   67

무리한 치료법을 고수하는 이유

chapter 4. 갑상선암 자세히 들여다보기   74

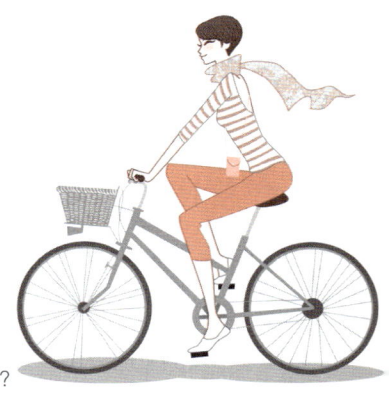

갑상선암의 종류 / 갑상선 결절의 종류

갑상선암의 원인 / 방사성 요오드 치료 / 수술 어떻게 하나?

chapter 5. 갑상선은 생각보다 중요한 기관이다 83

신진대사, 갑상선에 달렸다 / 갑상선의 열 가지 기능

case 그때 무턱대고 수술했더라면

PART3. 갑상선 미녀 되기 프로젝트

chapter 1. 맞춤 의료로 미녀 탄생 94

갑상선 질환의 해답, 맞춤 의료 / 정상화 물질이 면역 이상을 치료한다

chapter 2. 더 이상 수술이 대세 아닌 이유 101

수술의 절대 기준은 없다

chapter 3. 효과 있는 의학만 살아남는다 106

새로운 패러다임, 기능 의학 / 기능 의학의 치료 원리

chapter 4. 당신의 주치의, 건강합니까? 111

우리에게 주치의란? / 명의가 없는 시대

chapter 5. 약으로도 이길 수 없다면 120

호르몬제를 장기간 복용하면?

chapter 6. 호르몬 바로 알기 125

생체 리듬 만드는 오케스트라

case 예뻐지는 법은 따로 있더군요

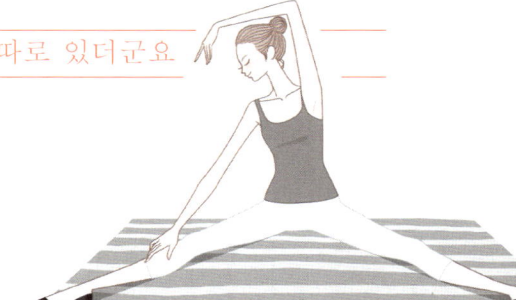

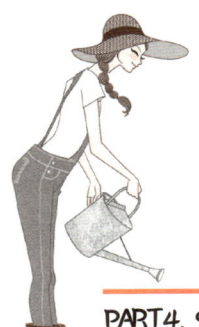

PART 4. 아름다움의 비결, 면역

chapter 1. 면역 밸런스를 지켜라   134
자가 면역과 자가 면역 질환

chapter 2. 염증, 얼마나 아십니까?   137

chapter 3. 면역은 소화다   141
소화 기관의 면역 매커니즘 / 유익한 균도 있다

chapter 4. 무엇을 먹을 것인가   148
면역을 돕는 참기름과 들기름 / 식품 첨가물의 보이지 않는 위협

chapter 5. 스트레스, 피할 수는 없나요?   156
스트레스가 몸을 파괴한다 / 스트레스를 줄이고 부신을 건강하게 하는 10가지 방법

chapter 6. 내 몸을 살리는 해독   164
7일 해독 프로그램 / 추천하는 생활 요법

case 면역 찾고 자신감도 찾았어요

PART 5. 먹고 운동하고 예뻐져라

chapter 1. 내 몸에 맞아야 수퍼푸드다   176
음식은 약이다

chapter 2. 토마토는 무조건 좋다?   182
요오드 대혼란

chapter 3. 식생활 혁명   190
음식은 정보다

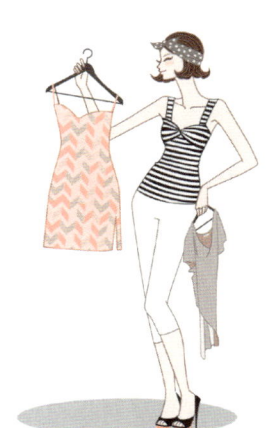

chapter 4. 바로 알자, 영양제　199

햇빛, 소중한 천연 치료제

chapter 5. 인생은 체력이다　206

맞춤 운동을 찾아라

chapter 6. 방사선을 피하라　213

갑상선이 건강하려면

| case | 갑상선 건강으로 행복도 찾았어요 |

PART6. 궁금한 갑상선, 알고 싶은 갑상선

chapter 1. 갑상선암, 왜 여자에게 흔하죠?　224

chapter 2. 소리 없는 불청객, 환경 독소 어떻게 줄일까요?　226

chapter 3. 임신 중 갑상선 치료, 문제없을까요?　230

chapter 4. 흉터 없는 로봇 수술, 괜찮은가요?　232

chapter 5. 한약, 효과가 궁금해요　235

chapter 6. 갑상선 기능 이상, 한약으로 치료하고 싶어요!　238

갑상선 기능 저하증에 좋은 약재 / 갑상선 기능 항진증에 좋은 약재

chapter 7. 갑상선 질환, 침으로도 치료되나요?　243

약침의 종류

chapter 8. 응용근신경학이 뭔가요?　247

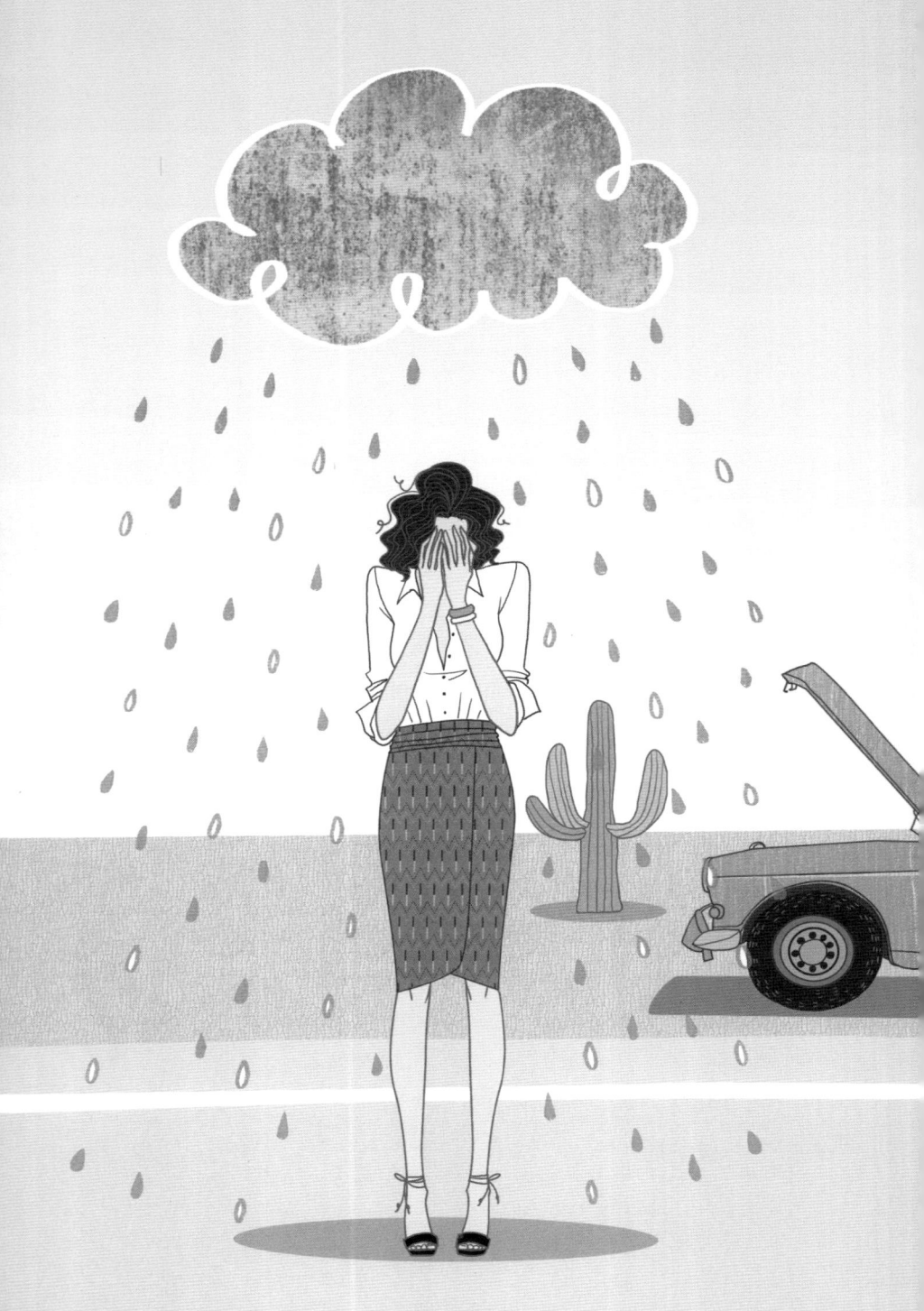

PART 1
당신이 365일 아픈 이유

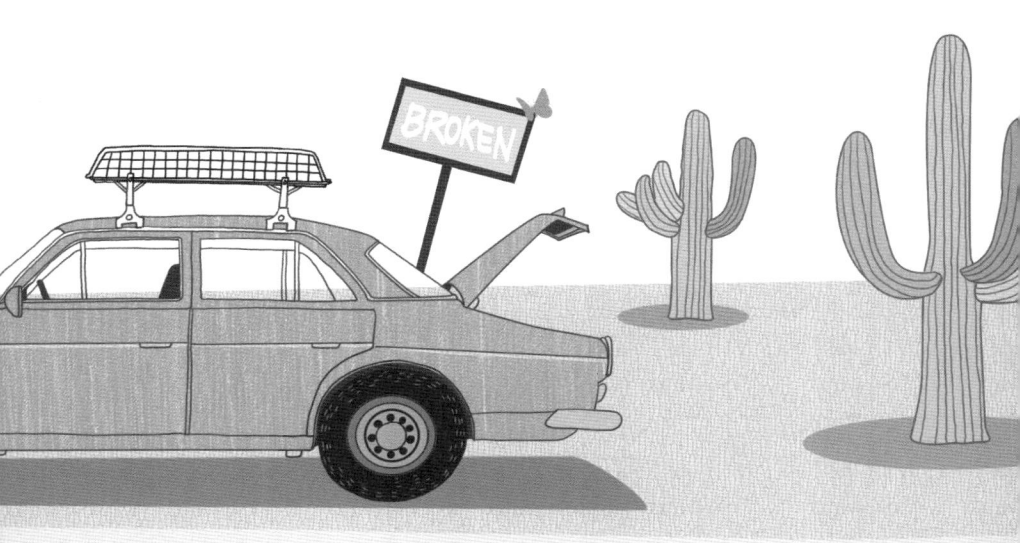

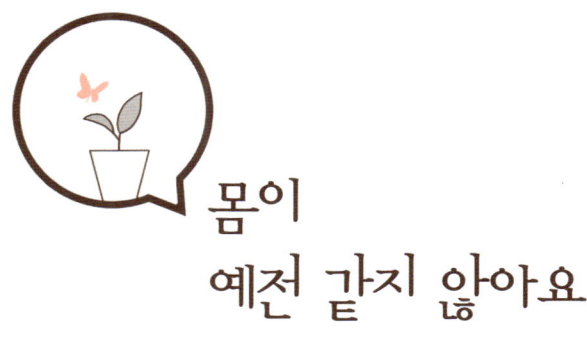

몸이 예전 같지 않아요

 나이가 들면 기력이 쇠해지는 것은 누구도 피할 수 없는 자연스러운 변화다. 그래서 더 나이 들기 전에 운동을 해서 체력을 가꾸고 건강 관리를 하는 게 중요하다. 그런데 많은 여성이 이른바 '저질 체력'을 호소하면서도 조금만 몸을 움직이거나 머리를 쓰면 피로하다고 말한다. 이는 비단 나이 든 여성들만의 문제가 아니다. 한창 왕성하게 활동해야 할 20대 젊은 여성들도 피로에 지쳐 일상을 유지하기 힘들다고 한다.
 "눈 밑에 다크 서클이 사라지지 않아요. 주 5일 출근하는 것만으로도 너무 힘들어요. 주말에는 쓰러져 자는 것 외에 아무것도 못 해요."

"운동을 해 봐도 마찬가지예요. 커피가 없으면 정말 못 살아요. 하루에 서너 잔은 마셔야 겨우 정신을 차린다니까요."

이들은 대체로 사계절 내내 피로하다고 말하지만 특히 봄이 되면 더욱 강하게 힘겨움을 토로한다. 봄이 되면 중국발 미세먼지와 함께 춘곤증이 기승을 부린다고 하지 않는가. 그런데 여기서 말하는 춘곤증은 정확히 어떤 증상을 말하는 것일까? 춘곤증은 계절의 변화에 신체가 금방 적응하지 못하기 때문에 나타난다. 딱히 힘든 일을 하지 않는데도 환경 적응을 위해 몸에서 많은 에너지가 소비되어 피곤함을 느끼게 되는 것이다.

대부분의 사람이 봄이 되면 느끼는 나른한 증상을 춘곤증이라고 생각한다. 하지만 계속 졸음이 오고 일상생활에 지장을 줄 정도로 피로함을 느낀다면 단순히 춘곤증이라 단정 짓고 넘겨서는 안 된다. 건강 상태에 이상이 있지는 않은지 점검해 볼 필요가 있다.

원래 피로는 신체의 이상을 알리는 신호로, 극히 자연스러운 현상이다. 하지만 원인을 알 수 없는 피로가 6개월 이상 지속되면 만성 피로라고 봐야 한다. 만성 피로는 일반적인 피로와 다르다. 휴식을 취해도 호전되지 않으며 일상생활에 지장을 초래한다. 이러한 만성 피로의 근본적인 원인을 찾으려면 어떻게 해야 할까? 일단 갑상선에 이상은 없는지 의심해 봐야 한다.

만성 피로나 극심한 피로는 갑상선 기능 저하증의 대표적인 증상이다. 그런데 갑상선 기능 항진증의 경우에도 만성 피로가 나타나기도 한다. 그렇다면 갑상선은 피로와 어떤 관련이 있을까. 피로는 바이러스 감염, 중금속, 심한 스트레스 등 다양한 원인에 의해 생긴다. 그중 가장 근본적인 원인은 우리 몸에 충분한 에너지가 공급되지 않는 데 있다. 한편 갑상선 호르몬은 우리 몸이 가지고 있는 모든 세포의 에너지 대사를 조절하는 호르몬이다. 이 갑상선 호르몬이 부족해지면 대사가 느려지고 에너지가 부족해져 만성적인 피로감을 느끼게 되는 것이다.

두 아이의 엄마인 은정 씨는 40대 중반에 접어들었다. 그녀는 극심한 피로와 함께 생리 불순, 감정 기복 등의 증상을 겪었다. 처음에는 이러한 변화를 갱년기 초기 증상이나 단순한 가사 노동 후유증으로 여겼다. 피로 회복제와 비타민으로 버티던 은정 씨는 결국 심한 우울함을 느꼈다. 여기에 기억력과 집중력이 떨어져 실수가 잦아지자, 결국 여성 전문 병원을 찾았다.

그 결과, 은정 씨는 뜻밖에 갑상선 기능 저하증이란 진단을 받았다.

"갑상선에 이상이 있을 거라곤 생각도 하지 못했어요. 병원에서 처방해 준 갑상선 호르몬제를 먹었죠. 두 달쯤 되니까 갑상선 호르몬 수치가 정상으로 돌아왔어요. 그런데 증상은 별로 나아지는 것 같지 않아요. 몸이 피곤한 것부터 치료하고 싶은데 방법이 없는지 고민이에요."

은정 씨가 앓고 있는 갑상선 기능 저하증은 갑상선 질환 중에서도 갑상선에서 호르몬이 잘 생성되지 않아 호르몬이 부족한 상태가 되는 것을 말한다. 증상으로는 만성 피로뿐 아니라 무기력증, 우울증, 수족냉증, 탈모, 피부 건조, 변비, 근육이나 관절통, 어지럼증, 성욕 감퇴 등이 나타난다. 또한 면역력 저하로 세균이나 바이러스 감염 또는 알레르기 비염 등이 동반되기도 한다.

그런데 은정 씨는 호르몬제를 복용하고도 왜 증상이 완화되지 않았던 것일까. 결론부터 말하면 면역 이상에 의한 갑상선 이상은 단순히 갑상선 호르몬제를 복용해서 호르몬의 수치를 회복시키는 방법으로는 완치를 기대하기 어렵다. 갑상선 기능 저하를 초래한 요인을 제거해야 한다. 면역 체계부터 정상적으로 회복시키는 근본적인 치료가 필요한 것이다.

그러므로 한방에서는 은정 씨와 같은 환자에게 단순히 갑상선 호르몬을 조절해 주는 약물치료를 권하지 않는다. 그보다 증상의 원인이 되는 면역 이상을 치료하는 방식으로 접근한다. 구체적으로 예를 들면 그중 체질 면역 한약, 면역 해독 약침, 면역 영양 요법, 식이 요법, 운동 요법 등의 치료법을 사용한다. 이들 치료법을 환자의 체질과 증상에 맞게 처방하면 증상이 호전될 수 있다.

은정 씨의 경우에는 몸을 따뜻하게 하고 혈액 순환을 촉진하는 데 주력했다. 보양조혈(補陽造血, 몸을 따뜻하게 하고 혈액 순환을 원활하게 함)의 효능을 가진 한약재를 토대로 비정상적인 면역 기능을 회복시키는 체질 면역 처방으로 치료하였다.

만성 피로는 갑상선 기능 이상의 대표적인 증상이다. 갑상선 기능 저하증, 항진증을 불문하고 갑상선 질환을 앓고 있는 모든 환자는 만성 피로를 호소한다. 나이가 들어서, 운동 부족으로 체력이 떨어져서 피로한 것이 아니다. 피로 때문에 일상생활이 불편할 정도라면 근본적으로 치료할 생각을 해야 한다. 활갑탕, 보갑탕과 같이 면역 기능과 대사를 조절시켜 주며 개인의 체질에 맞는 한약과 체질 면역 약침 등 한의학적인 치료 방법이 효과적이다. 여기에 최근 미국을 중심으로 발전하고 있는 기능 의학적 치료법을 접목하면 서양 의학적인 치료법을 훨씬 뛰어넘어 갑상선 질환을 근본적으로 치료하는 것도 가능하다.

그 많던 머리카락은 어디로 갔나

　미인의 조건은 무엇일까? 많은 사람이 하얗고 깨끗한 피부, 커다란 눈망울, 오뚝한 콧날, 붉고 선명한 입술, 날씬한 몸매 등을 이야기할 것이다. 그런데 서른이 넘으면 여기에 한 가지 추가되는 사항이 있다. 바로 풍성한 머리숱이다. 머리숱 하나는 풍성하다고 자부하던 여성들도, 어릴 때는 머리숱이 너무 많은 게 고민이었던 여성들도 나이가 들면서 하나같이 탈모의 불안에 시달린다.

　"예전에는 머리숱이 정말 많았어요. 친구들이 수사자라고 놀릴 정도였다니까요. 그런데 이제는 절반 정도만 남은 것 같아요."

심지어 요즘에는 과거엔 찾아보기 어렵던 여성 대머리도 심심찮게 볼 수 있다. 여성에게 탈모는 보통 문제가 아니다. 아니, 문제를 넘어 재앙이다. 풍성한 머리카락은 젊음의 상징이다. 아무리 아름답고 날씬한 미녀라 해도 머리카락이 없다면 어떻겠는가. 그 모습이 잘 상상이 되지 않는다. 탈모로 인한 여성들의 스트레스는 말로 다 표현하기 힘들 정도다.

정상적인 사람의 경우, 하루에 50~70개의 머리카락이 빠지고 새로 자란다. 하지만 하루 100개 이상의 모발이 빠진다면 탈모를 의심해 봐야 한다. 탈모의 증상과 형태는 다양하지만 대표적으로 세 가지 타입이 있다.

- 일반적으로 대머리라고 불리는 남성형 탈모
- 장기간에 걸쳐 머리카락이 가늘어지면서 두정부를 중심으로 진행되는 탈모
- 비교적 단기간에 특정 부위에 집중적으로 나타나는 원형 탈모

남성의 경우, 대머리 증상은 남성 호르몬인 안드로겐(Androgen)의 불균형에 의해 나타나는 유전적인 증상이 대부분이다. 그렇다면 여성은 어떨까? 많은 여성이 탈모의 원인이 스트레스에 있다고 생각한다. 스트레스가 탈모의 주된 원인인 것은 맞다. 그런데 여성에게 주로 나타나는 탈모는 갑상선의 기능 이상 때문이기도 하다.

그렇다면 갑상선과 탈모 사이에 어떤 상관관계가 있을까? 갑상선 기능이 저하되면 대사가 저하된다. 그러면서 충분한 에너지와 영양을 공급하지 못해 모근이 약해지고 모발의 영양 상태가 좋지 않게 된다. 이 때문에 평소에 모발이 잘 빠지거나 가늘어지고 힘없이 끊어진다면 갑상선 기능 검사를 받아 볼 필요가 있다. 여성 탈모는 갑상선 호르몬의 이상으로 발생하는 경우가 많은데, 탈모와 관련해서 나타나는 갑상선 증상 중에 가장 흔하고 대표적인 예를 살펴보자.

- 모발이 쉽게 빠진다.
- 머리카락뿐 아니라 다른 부위에 있는 털도 쉽게 빠진다.
- 모발이 윤기를 잃어버리고 가늘어지며 잘 끊어진다.
- 갑상선 기능 저하증의 경우에는 눈썹의 바깥쪽 1/3이 사라지는 증상이 잘 나타난다.
- 갑상선 기능 저하증으로 인한 탈모는 만성 피로, 체중 증가, 추위, 수족냉증, 우울증, 무기력증, 부종, 변비 등이 동반된다.

위의 증상들이 탈모와 함께 동반되어 일어난다면 단순히 스트레스성 원형 탈모라고 하기 힘들다.

30대 후반의 여성인 영미 씨는 머리카락이 전과 다르게 많이 빠지고 가늘어진다는 것을 느꼈다. 마음고생이 이만저만이 아니었던 그녀는 인터넷으로 검색을 해 본 후에 피부과를 찾아갔다.

"스트레스성 원형 탈모라는 진단을 받았어요. 8개월 동안 탈모 주사와 두피에 바르는 약을 처방받았어요. 그런데 그다지 큰 효과가 없더군요."

그러던 중에 영미 씨는 비슷한 고민을 하는 여성에게서 갑상선에 이상이 생기면 탈모가 생길 수 있다는 이야기를 들었다. 혹시나 하는 마음에 갑상선 호르몬 검사를 해 본 결과, 갑상선 기능 저하증으로 인한 탈모가 진행되고 있었다. 영미 씨 그 후 면역력을 높이고 갑상선 기능을 활발하게 함으로써 탈모 증상을 막을 수 있었다.

"모근에 힘이 생긴 게 느껴져요. 전에는 건드리기만 해도 우수수 빠졌는데 정말 많이 나아졌어요."

스트레스가 원인이라고 알려져 있는 원형 탈모도 사실은 면역 세포의 오류에 의해 만들어진 면역 항체가 모근을 공격하여 발생하는 것이다. 유전적 요인이 주로 작용하는 남성형 탈모을 제외하고 여성에게 주로 나타나는 탈모는 스트레스보다 갑상선과 면역 기능의 이상에 있는 경우가 많다. 무조건 스트레스로 원인을 몰지 말고 다양한 방법으로 접근해야 탈모를 치료할 수 있다.

끝으로 고가의 시술로 알려진 머리카락 이식 수술은 근본적인 치료 방법이 아님을 밝혀 둔다. 이것은 토양이 무르고 형편없는 곳에 나무를 갖다 심는 격이다. 일시적으로 보기 좋을지는 모르지만 대부분 오래 지속되지 못한다. 토양에서 양분을 받을 수 없는데 나무가 잘 자랄 리가 없지 않은가. 탈모도 마찬가지다. 임기응변으로 위기를 모면하려고 하지 말고 보다 근본적인 치료 방법을 선택해야 한다.

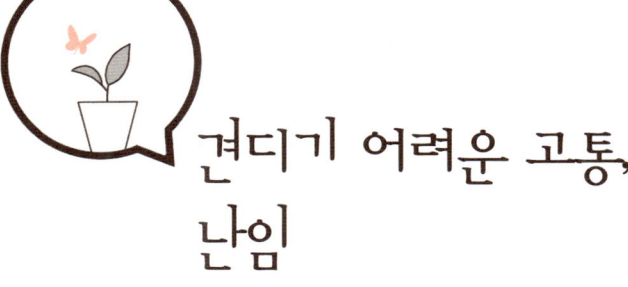

견디기 어려운 고통, 난임

결혼 5년 차에 접어드는 현아 씨는 최근 남편과 상의해 아기를 갖기로 결정했다. 결혼할 당시 현아 씨의 나이는 26세. 만혼이 대세인 요즘의 추세대로라면 비교적 이른 나이에 결혼한 셈이다. 그래서 아기를 갖는 것에 조바심을 내지 않았다. 그런데 해가 바뀌어도 이들 부부에게 좋은 소식이 들려오지 않았다. 그러던 중 그녀는 자신과 비슷한 시기에 결혼한 친구 역시 아기가 생기지 않아 고민하고 있다는 사실을 알게 됐다.

"친구랑 같이 보약을 지어 먹었어요. 임신하는 데 요가가 도움이 된다고 해서 요가 클래스도 등록했어요. 그런데 이렇게 노력하는데도 계속 임신이 안 될까 봐 불안해요. 얘기를 해

보니 친구도 그렇다고 하더라고요."

현아 씨와 그녀의 친구처럼 난임이나 불임으로 고통받는 여성이 점점 늘고 있다. 보건복지부와 한국보건사회연구원이 발표한 '2012년 전국 결혼 및 출산 동향 조사'에 따르면 피임 경험이 없는 20~44세 기혼 여성 969명 중 32.3%가 '임신을 시도했으나 실패한 경험이 있다'고 응답했다. 이는 지난 2009년에 비해 6.1%나 증가한 수치다. 가임기 기혼 여성 3명 중 1명이 불임을 경험한 셈이다. 또 국내 가임기 부부 7쌍 중 1쌍 정도는 불임을 겪고 있는 것으로 나타났다.

불임은 보통 피임을 하지 않고 정상적인 부부 관계를 한 지 1년이 지났는데 임신이 되지 않는 상태를 의미한다. 이전에는 임신할 수 없다는 의미로 불임(不姙)이란 용어를 썼다. 그런데 단어 자체가 주는 느낌이 너무 부정적이라는 지적이 따랐다. 그래서 최근에는 임신이 어려운 상태라는 난임(難姙)이라는 표현을 쓴다. 35세 이상 여성의 경우 6개월간 임신이 되지 않으면 난임을 의심해 봐야 한다.

"요즘에 삼포세대라고 해서 일부러 아이를 갖지 않는 사람들도 있잖아요. 그런데 갖고 싶어도 갖지 못하는 심정은 또 다르더라고요. 여자로서 제가 무능력한 것 같기도 하고……."

"마음이 급해요. 나이가 들수록 임신이 어렵다고 주변에서 걱정도 많이 하고……. 이대로 영영 아이를 갖지 못하면 어떻게 하나 싶어 안 해 본 것 없이 다 해 봤어요."

이렇게 임신이 잘 되지 않아 고민인 여성들은 난임을 의심하고 산부인과를 찾아 검진을 받는다. 그 결과, 과거에 사고 등으로 인한 난관이나 나팔관의 유착 등을 발견하거나, 복막염을 앓은 병력을 듣게 되는 경우가 있다.

그런데 이렇게 뚜렷한 원인이 있는 경우는 그리 많지 않다. 난임 여성의 경우, 특별한 원인을 찾아내지 못하는 경우가 대부분이다. 난관의 폐색 같은 병리적인 원인이 없는데도 원인 불명의 다른 원인으로 난소 기능이 활발하지 못한 것이다. 그러면 난자가 충분히 성숙하지 못해 배란이 불규칙해지고 임신이 어려워진다. 이때 여성의 몸속에 있는 기관 중에 난소의 기능과 난자의 성숙에 결정적으로 중요한 영향을 미치는 의외의 기관이 바로 갑상선이다.

갑상선은 내분비 기관으로 여성의 생리와 임신, 유산, 출산, 태아의 건강 등 임신과 출산에 중대한 영향을 미친다. 이유는 간단하다. 갑상선에서 분비되는 갑상선 호르몬이 인체의 모든 세포에 에너지를 공급하고 성장하게 하는 호르몬이기 때문이다. 당연히 난자의 성숙과 배란에 절대적으로 중요하다. 이 간단한 사실만 알고 있어도 가임기 여성에게 있어 갑상선이 얼마나 중요한지 쉽게 이해할 수 있다.

갑상선 기능이 저하된 여성들은 난임 외에도 다양한 증상을 호소한다. 만성 피로, 수족냉증을 비롯해 생리 불순, 생리통, 생리 전 증후군(PMS)이 나타나는 경우가 많다. 그밖에 전신증상으로는 변비, 소화 불량, 피부 건조, 체중 증가, 부종, 알레르기, 탈모, 우울증, 건망증 등의 증상들이 흔히 동반된다.

그렇다면 난임 여성은 어떻게 난임을 치료할 수 있을까. 난임 여성은 일차적으로 난소와 자궁에 이상이 없는지 검사한 후 특별한 이상이 발견되지 않으면 반드시 갑상선 기능 이상 여부도 검사로 확인해야 한다. 그래야만 임신의 확률을 최대로 높일 수 있다.

현아 씨의 경우에는 갑상선 기능을 최대한 올려 주는 한방 치료를 병행하고 있다. 이러한 치료 방법의 장점은 인공 수정이나 체외 수정 없이 비교적 쉽게 자연스러운 임신이 가능하다는 데에 있다. 갑상선 기능이 정상적이지 못하면 인공 수정이나 시험관 아기 시술의 성공률이 떨어질 뿐 아니라 설사 성공한다 하더라도 임신 기간 중에 산모가 매우 힘들다. 동시에 태아가 잘못될 확률도 높다. 복잡하고 불편한 현재의 인공적인 방법이 아니더라도 한의학적 자연 치유를 통해 비교적 쉽게 임신과 출산에 성공할 수 있다.

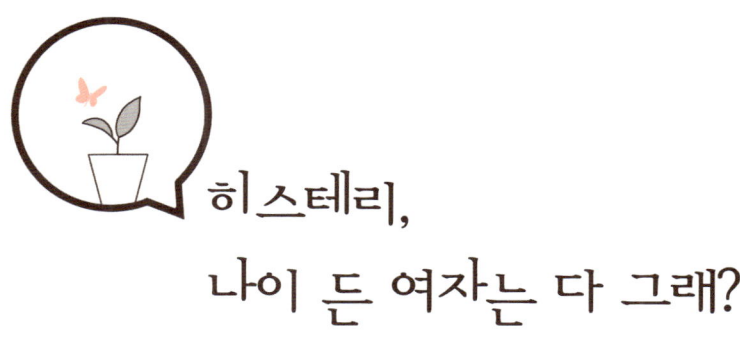
히스테리,
나이 든 여자는 다 그래?

현대인의 건강을 해치는 첫 번째 적을 꼽으라면 대부분의 사람이 스트레스를 꼽을 것이다. 스트레스는 그야말로 만병의 근원이다. 몸이 아파서 병원을 찾았을 때 의사들이 내려 주는 처방이 있다. 이른바 '규칙적으로 운동하고 식사를 잘 챙겨 먹고 스트레스를 받지 말라'는 것. 이제는 굳이 병원에 가지 않아도 의사의 조언을 예상할 수 있는데 그만큼 익숙하고도 흔한 것이 바로 스트레스다. 특히 여성은 스트레스에 취약하다. 스트레스로 인해 얼마나 스트레스를 받고 있는지 그녀들의 이야기를 들어 보자.

"평소에는 괜찮은데 스트레스를 받으면 화가 나고 감정을 컨트롤할 수가 없어요. 굉장히 신경질적으로 변하는 것 같아요. 그러지 말아야지 하면서도……. 스트레스가 극에 달하면 어쩔 수가 없어요."

"흔히 분노 조절이 안 된다고 하잖아요. 제가 그래요. 노처녀 히스테리라는 말을 굉장히 싫어했는데 요즘 제가 신경질 내는 걸 보면 '그런 소리를 들어도 할 말이 없겠구나'라는 생각이 들어요. 아무튼 스트레스만 안 받아도 살 것 같아요."

20대 초반의 직장 여성인 지현 씨는 얼마 전에 결혼을 했다. 행복한 결혼 생활을 꿈꿨던 지현 씨는 결혼이 그렇게 큰 스트레스를 줄지 몰랐다고 말했다. 지현 씨는 결혼 생활을 하면서 육체적·정신적인 문제로 고민해야 했다.

"결혼식이 한 달도 안 남았을 때 갑자기 체중이 막 늘었어요. 심각한 피로에 시달리기도 했고요. 다이어트를 해도 소용없었어요. 처음엔 결혼 준비 때문에 스트레스 받아 그렇다고 생각했는데 이후에도 계속 그래요. 이유 없이 심장이 빨리 뛰고 감정을 조절하기가 어려워요."

이러한 변화를 받아들이기 힘든 사람은 다름 아닌 지현 씨 자신이었다. 지현 씨는 평소에 참을성이 많았고 주위 사람들과도 원만하게 지냈다. 하지만 갑작스러운 육체적·정신적 변화를 혼자 고민하고 결혼 생활과 직장 생활을 병행하는 데서 오는 스트레스를 막을 수는 없었다. '혹시 병에 걸린 게 아닐까' 의구심이 들기도 했지만 검진을 받아 보아도 특별한 이상 소견이 발견되지 않았다. 그래서 스트레스와 질병과의 연관 관계는 상상도 하지 못했다.

증상은 더욱 심해졌다. 날이 갈수록 사소한 스트레스조차 조절하지 못해 화를 냈다. 때로는 감정이 격해져 울기도 했고, 울적하여 폭식을 하기도 했다. 남편에게도 자주 화를 내다보니 부부 싸움을 하는 횟수도 잦았다.

지현 씨는 여러 병원을 전전한 후에야 모든 증상이 자신의 성격이나 외부의 스트레스가 아닌 약간의 갑상선 기능 항진에 있다는 사실을 알게 됐다. 이후 그녀는 건강을 되찾고자 노력했고, 다행히 치료는 성공적이었다. 그녀는 육체적으로나 정신적으로 본래의 건강한 모습을 되찾았다.

남녀노소를 막론하고 스트레스를 받지 않는 사람은 없다. 스트레스는 삶의 일부분이며 반갑지 않은 동반자다. 또한 암을 비롯한 모든 질병의 원인이다. 특히 우울증, 공황 장애, 분노, 불안증, 불면증, 각종 행동 장애의 원인으로 작용한다. 이러한 정신과 행동 장애의 원인이 모두 갑상선 기능 이상에 있다고 할 수는 없다. 하지만 항진증이나 저하증을 포함하여 갑상선이 건강하지 않으면 스트레스를 참아 내거나 효과적으로 조절하지 못하게 된다. 앞서 말한 지현 씨의 경우처럼 짜증과 분노에 시달리고 그 밖에 각종 행동 장애로 고통을 겪을 수 있다. 반대로 갑상선 기능 저하증 환자라면 우울과 무기력함을 호소할 것이다.

이에 반해 갑상선이 건강한 사람은 웬만한 스트레스에도 흔들림이 없다. 육체적으로는 물론 정신적으로도 평온한 상태를 유지하고 모든 종류의 스트레스를 효과적으로 조절한다. 쉽게 말해 감정의 기복이 심하거나 우울증이 있거나 늘 불안하거나 화를 잘 낸다면 이는 단순히 스트레스 때문만이 아니다. 나이든 여자라서 그렇다거나 본래 성격이 나빠서 그런 것은 더욱더 아니다.

우리가 어떤 사건이나 대상에 감정을 느끼고 반응하는 것은 두뇌의 신경전달물질(Neuro-transmitters)의 작용에 의한 것이다. 특히 행복감, 만족감, 우울감, 분노 등의 감정은 주로 두뇌 중심에 위치한 변연계(Limbic system)의 작용이다. 즉, 변연계는 감정과 기분 그리고 그에 따른 행동의 조절 중추인데 이곳에는 갑상선 호르몬을 받아들이는 수용체들이 풍부하여 갑상선 호르몬은 이곳 변연계 활동에 매우 중요한 역할을 하는 것이다.

그러므로 갑상선 치료제를 복용할 만한 심각한 갑상선 저하증이나 항진증의 상태가 아닌 약간의 갑상선 호르몬의 변화에도 변연계의 활동은 영향을 받는다. 그리고 스트레스를 효과적으로 조절하고 평온한 감정을 유지하기 힘들어지게 된다.

감정 조절이 되지 않거나 스트레스에 효과적으로 대응하지 못하는 증상은 초기에 발견하기 어렵다. 발견한다 해도 효과적으로 치료하기 힘든 경우가 많다. 또 혈액 검사 등에도 별다른 이상이 나타나지 않는 경우가 많다. 갑상선 기능 저하증이나 갑상선 기능 항진증에서 동반되는 신체적인 증상이 있다면 보다 정확한 진단을 통해 치료하는 것이 올바른 선택이다.

피부는 모든 것을 말해 준다

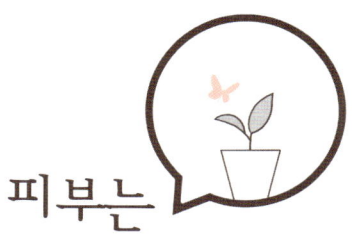

　여성 건강에 관심을 가지면서 알게 된 사실이 있다. 그것은 바로 여성들이 상상 이상으로 피부에 신경을 쓴다는 것이다. 여성들은 피부가 나빠지면 나빠져서 걱정하고, 좋으면 더 좋은 상태를 만들고자 노력한다. 20대보다 아름다운 외모로 눈길을 끄는 한 40대 후반 여배우도 물광 피부라고 불리는, 나이에 비해 젊고 생기 넘치는 피부 때문에 인기가 좋다. 그녀의 피부가 대한민국 여성들의 동경의 대상인 것을 증명이라도 하듯이 그녀는 거의 십 년째 인기 화장품 브랜드의 모델로 활동하고 있다.

　좋아도 더 좋게, 젊어도 더 젊게 만들고 싶은 피부는 여성의 모든 것이자 미의 기준이라고 해도 과언이 아니다. 그래서 여성들은 피부 건강에 좋은 화장품을 바르고 마스크 팩을 하는 것은 기본이고 여유가 있는 여성들은 정기적으로 피부 관리를 받기도 한다. 이제 이런 현상은 그다지 특별한 일이 아니다.

짧은 기간에 눈에 띄는 효과를 얻으려는 여성의 바람을 이해하지 못하는 것은 아니다. 하지만 필자는 이런 필사적인 노력이 안쓰럽게 느껴질 때가 있다. 새로운 피부 조직은 내부에서 끊임없이 생겨나고 오래된 피부는 각질로 사라진다. 따라서 피부가 거칠어지는 원인은 몸 안에 있다. 이것을 제거하지 않고 외부로 드러난 부분에만 정성 들여 관리한다면 얼마 지나지 않아 피부 트러블이 생겨날 것이다.

결론적으로 부지런히 피부 관리를 하면서 피부를 나쁘게 하는 몸 안의 문제까지 함께 해결한다면 피부 트러블의 근본적인 문제들을 해결할 수 있다. 만약 지금 피부가 거칠더라도 새로운 피부 조직이 생겨나 매끈한 피부로 거듭날 수 있다. 이렇게 근본적인 문제를 해결하려고 노력하는 것이 시간적으로나 경제적으로 더 나은 선택이 된다는 사실을 잊지 말아야 한다.

일 년 중, 특히 겨울철에 한파가 닥치기 시작하면 차가운 바람에 노출된 피부가 쉽게 건조해진다. 일부 여성들은 피부 가려움증이나 건조 증상을 호소하며 피부과를 찾는다. 많은 사람이 이러한 현상을 두고 겨울철에 피부 수분 함유량이 줄어 피부가 거칠어지는 것으로 본다. 맞는 말이다. 그런데 피부 수분의 문제도 있지만 건강상의 문제도 있다. 몸속 신진대사가 활발하게 이뤄지지 않기 때문에 피부의 신진대사가 저하되어 피부가 거칠어지고 쉽게 노화되는 것이다.

그런데 가려움증과 건조증을 단순히 피부의 문제로만 인식하고 피부과나 전문 병원을 찾는다면? 비슷한 증상이 장기간 계속되거나 자주 재발할 수 있다. 이럴 때는 단순히 피부의 문제가 아니라 우리 몸의 다른 기능에 이상이 있는 것은 아닌지 의심해 봐야 한다.

피부는 우리 몸속의 건강 상태가 밖으로 드러나는 장소다. 만성적인 피부 질환을 치료하기 위해서는 밖으로 드러난 이상 증세보다는 더 근본적인 원인을 찾아 해결해야 한다. 만성적인 피부 가려움증이나 건조증의 원인은 크게 두 가지다. 그것은 바로 계절의 변화, 환경 독소, 알레르기 유발 인자, 스트레스 등의 환경적 요인과 갑상선 등의 장기적 요인이다. 특히 갑상선은 신진대사를 조절하고 에너지를 만들어 내는 역할을 하는 기관이다. 피부 건강을 유지하는 데는 갑상선 건강이 필수다.

항진증과 저하증을 포함한 모든 갑상선 기능 이상은 피부 증상을 유발할 수 있지만 추운 겨울에 주로 나타나는 피부 건조증과 소양(가려움)증은 주로 갑상선 기능 저하증 환자에게서 나타난다. 갑상선 기능 저하증 환자의 경우에는 땀샘이 줄어들고 피부 세포에 혈액 순환이 저하되고 영양 공급이 나빠져 피부에 이상이 생기게 된다.

 갑상선 호르몬이 부족한 경우, 대표적인 호르몬제인 신지로이드 등의 약물치료로 호르몬 수치를 회복시키면 간단히 치료된다고 주장하는 사람들도 있다. 그러나 실제로 혈액 검사의 수치가 정상으로 회복되어도 증상이 계속되고 호르몬제를 중단할 수 없는 경우가 많다. 왜냐하면 갑상선 기능 저하증은 갑상선 호르몬의 부족 현상이지만 그 발병 원인에는 면역 불균형, 영양 부족, 스트레스, 내분비, 소화, 해독, 항산화, 잘못된 생활 습관 등 여러 가지 요소가 관여하기 때문이다. 갑상선 기능 이상으로 인한 피부 질환도 마찬가지다. 근본적인 문제를 해결해야 완치가 가능하다. 원인 치료가 이루어지면 갑상선의 기능은 자연히 정상적으로 회복된다. 갑상선 기능 저하증을 제대로 치료하면 피부 건조와 같은 이차적 증상들은 특별한 치료 없이도 해결된다.

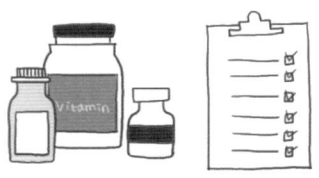

 동안 미인 열풍이 불면서 깜짝 놀랄 정도의 고가 화장품들이 불티나게 팔리고 있다고 한다. 화장품으로 피부 건강을 유지하는 노력도 좋지만 우선은 내 몸, 특히 갑상선이 건강해야 피부도 젊고 건강해지는 게 아닐까. 혹시 피부가 거칠어 심각한 스트레스를 받고 있지 않은가? 그렇다면 비싼 피부과나 바르는 치료제를 찾을 것이 아니라 갑상선 건강부터 체크해 보기 바란다.

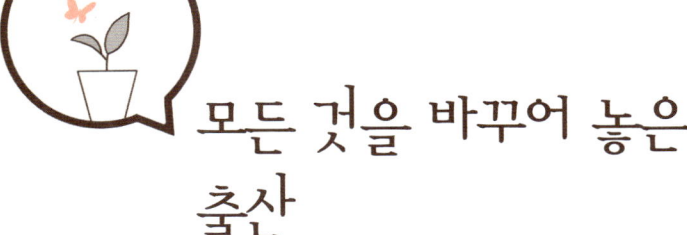
모든 것을 바꾸어 놓은 출산

    29세 경미 씨는 얼마 전에 제왕절개 수술로 둘째를 출산했다. 그런데 출산의 기쁨과 감격이 채 가시기도 전에 그녀에게 뜻밖의 일이 일어났다. 경미 씨는 산후조리원에서 온몸에 한기를 느끼며 극심한 하체 통증을 겪었다고 한다. 발목에서 시작된 통증과 시림 증상은 무릎과 허벅지로 이어졌고, 결국, 하체에 조금만 힘을 실어도 다리가 후들거렸다.

    "이게 말로만 듣던 산후풍이다 싶었어요. 치료를 위해 당장 여성 전문 병원을 찾아갔어요. 근데 그곳에서 생각지도 못한 얘길 들었어요."

    경미 씨는 병원에서 산후 갑상선 기능 이상이라는 진단을 받았다.

도대체 출산과 갑상선은 무슨 관련이 있는 것일까? 아기를 낳고 나면 산모의 몸에는 많은 변화가 찾아온다. 대부분은 일시적인 증상이지만 임신과 출산으로 심신이 지친 산모들에게는 몸에서 일어나는 작은 변화도 커다란 부담으로 다가온다. 특히 임신 중일 때는 몸이 태아를 보호하는 데 기능을 다하기 때문에 정상적인 면역 체계의 활동이 억제된다. 또한 출산 후에는 비정상적으로 면역력이 증가할 수도 있다. 이렇게 되면 면역 체계의 균형이 깨지고, 결국 급성 자가 면역 질환의 일종인 산후 갑상선염에 쉽게 노출된다.

그렇다면 산후 갑상선염이란 무엇일까. 산후 갑상선염은 주로 분만 후 3~6개월에 나타나는데, 개인에 따라 갑상선 기능 항진증이나 저하증 모두 나타날 수 있다. 그런데 소음인이나 태음인이 많은 우리나라 산모들의 특성상, 갑상선 기능 저하증으로 발전하는 경우가 많다.

산후 갑상선염으로 인해 나타나는 증상은 체중 증가, 우울증, 탈모, 관절통, 수족냉증, 무기력증, 부종, 피부 트러블 등이 있다. 건강한 산모의 경우에는 2주~2개월 정도 지속되다가 저절로 회복되기도 한다. 하지만 갑상선염이 낫지 않는 경우에는 심한 산후풍이나 산후 우울증이 장기간 지속될 수도 있다.

특히, 일단 불어난 체중이 임신 전 체중에 가깝게 회복되지 않으면 갑상선 기능이 저하된 것으로 볼 수 있다. 특히 체중 증가가 심할수록 갑상선 기능 저하가 심한 것으로 생각해야 한다. 그런데 아직도 우리나라 산모들 중에는 출산 후 이런 증상이 나타나면 흔히 산후 조리를 잘못한 탓으로 생각는 경우가 많다. 아니면 산후에 나타나는 자연스러운 현상으로 보고 적절한 치료를 하지 않아 고통에 시달리기도 한다. 분명히 밝혀 두지만 극심한 산후풍은 누구나 겪는 자연스러운 현상이 아니다. 여러 원인이 있을 수 있지만 일차적으로 갑상선 기능 이상에 의한 질병으로 인식되어야 한다.

산후풍을 적절하게 치료하지 않으면 산모는 다양한 증상으로 장기간 고통을 받는다. 이뿐만이 아니다. 다음 임신과 출산에도 나쁜 영향을 미치게 된다. 그렇다면 많은 산모가 갑상선 기능 이상에 의한 산후풍을 겪으면서도 치료를 하지 못하는 이유는 무엇일까. 이러한 현상의 이면에는 잘못된 치료법이 한몫 하고 있다.

최근에는 임신 중이나 출산 후에 갑상선 기능을 검사하는 경우가 더러 있다. 그런데 혈액 속의 갑상선 호르몬의 수치가 정상 범위에 있는 것으로 나타나면 갑상선 기능 또한 정상이라고 판정한다. 이런 경우 환자들은 의사의 말만 믿고 자신의 갑상선에 아무런 문제가 없는 것으로 잘못 생각할 수밖에 없고, 그로 인해 치료를 소홀히 하는 결과를 낳는다.

갑상선 기능 이상의 원인은 대부분 면역 체계의 비정상적인 활동에 있다. 이는 산후에 주로 하시모토 갑상선염이나 그레이브스병이 나타나는 것만 봐도 알 수 있다. 임신 중에 억제되었던 면역 세포들이 출산 후에 한꺼번에 과도하게 활동하면서 갑상선에 염증을 일으키는 것이다.

갑상선염이 심하면 당연히 갑상선 호르몬의 수치 역시 비정상적으로 나타나야 한다. 그러나 갑상선염이 있음에도 갑상선 호르몬의 수치는 정상 범위를 유지하는 경우도 많다. 이러한 현상을 불현성 갑상선 기능 이상이라고 하는데 특별한 원인을 찾지 못하는 대부분의 산후풍이 여기에 속한다. 앞서 소개한 경미 씨의 경우도 마찬가지였다.

"갑상선 기능에 대해 미리 알고 있었다면 좀 더 빨리 치료를 했을 건데 아쉬워요. 그래서 지금은 주위에 있는 임산부들이 산후풍으로 고생한다고 하면 갑상선 검사부터 해 보라고 권하고 있어요. 아이 낳는 게 보통 일이 아니니까 몸이 안 좋은가보다 했는데 그게 아니더라고요."

갑상선 기능 이상에 의한 산후풍은 근본적인 치료를 요구한다. 경미 씨의 경우에도 면역 세포의 이상을 초래한 요인을 제거해서 면역 체계의 불균형을 정상적으로 회복시킴으로써 산후풍에서 벗어날 수 있었다. 따라서 출산한 지 얼마 되지 않은 여성들은 비록 갑상선 호르몬 수치가 정상 범위라 해도 다음의 두 가지는 반드시 체크해 보기 바란다.

- 늘어난 체중이 회복되었는가?
- 임신을 하고 나서 생긴 증상들이 사라졌는가?

만약 그렇다고 대답할 수 없다면 면역 이상에 의한 갑상선염이 아닌지 검사하고 근본적으로 치료를 받아야 한다.

물만 마셔도 살이 쪄요

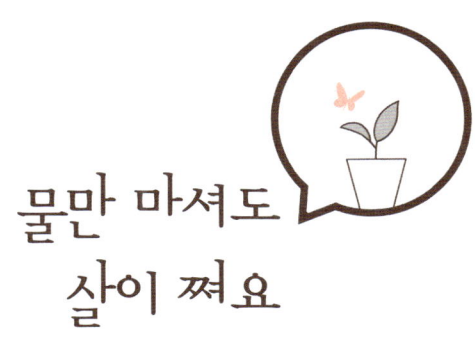

종종 이렇게 말하는 여성들이 있다.

"저는 물만 마셔도 살이 찌는 체질이에요."

그럼에도 대부분의 사람은 의구심 섞인 시선을 거두지 않는다.

"먹으니까 살이 찌지. 괜히 살이 찌겠어?"

"왜 체질 탓을 하지?"

사람들은 살이 찐 여성을 두고 게을러서, 자기 관리를 잘하지 못해서, 많이 먹어서라고 쉽게 단정 짓는다. 그렇다면 정말로 '쉽게 살이 찌는 체질'이라는 것이 따로 있는 것일까, 아니면 살이 찐 사람의 자기변명에 불과한 것일까.

최근 미국에서 발행된 〈선 타임즈(Sun-Times)〉에서는 '체지방이 잘 빠지지 않는 네 가지 이유'를 발표해서 국내외 네티즌들의 큰 관심을 모았다. 기사에 따르면 네 가지 이유 중 첫 번째 이유는 수분 저류 현상이다. 수분 저류는 짠 음식을 먹어 나트륨을 과다 섭취했을 때 나타난다. 노화나 당뇨와 같은 증상으로 인해 체수분량이 필요한 양보다 많이 남게 되는 현상으로 손과 발이 붓는 증상을 수반한다.

두 번째 이유는 인식하지 못한 채 하는 과식이다. 자신에게 필요한 열량보다 훨씬 많이 섭취하고 있음을 인식하지 못하는 사람이 의외로 많다. 닭 가슴살이나 상추 등 건강에 좋은 음식도 많이 먹으면 곤란하다.

세 번째 이유는 식품의 섭취 양에 대한 무지다. 자신이 실제 먹는 양에 비해 적게 먹는다고 생각하는 것인데, 다이어트를 할 때에는 주방 저울로 철저하게 음식의 양을 조절하는 것이 좋다.

네 번째 이유는 소모 열량의 과대평가다. 체지방과 살을 빼려면 섭취하는 열량보다 소진 열량이 많아야 하지만 대부분 쉬운 운동 등으로 소모하는 열량을 과대평가하는 경향이 있다.

모두 일리 있는 설명이다. 그런데 필자는 이 네 가지 이유에 한 가지 이유를 더 보태고 싶다. 살이 잘 빠지지 않는 다섯 번째 이유는 갑상선의 기능 저하다. 갑상선 호르몬이란 섭취한 칼로리를 에너지와 열량으로 바꾸어 주는 대사 조절 호르몬이다. 따라서 갑상선의 기능이 저하되면 섭취한 칼로리가 쉽게 체지방으로 저장되고 체지방이 에너지로 잘 바뀌지 않게 된다. 아무리 유산소 운동을 해도 체중이 줄지 않거나 약간의 칼로리만 섭취해도 체중이 증가한다는 사람이 의외로 많다. 이 글을 읽는 독자 중에서도 '이건 내 이야기잖아.' 하고 공감하는 사람이 있을 것이다. 이런 사람들은 대부분 갑상선 기능이 저하되어 있다고 볼 수 있다.

이런 경우에는 고장 난 갑상선을 치료하면서 각자의 몸에 잘 맞는 음식을 먹고 운동으로 체중을 조절해야 한다. 운동으로 신진대사를 원활하게 하고 근력을 키우는 것도 매우 중요하다. 그런데 운동이라는 것도 어떤 갑상선 질환을 앓고 있느냐에 따라서 달라진다. '유산소 운동이 좋다', '근력 운동이 좋다'는 식으로 단순하게 접근해서는 몸에 잘 맞는 운동을 선택할 수 없다. 갑상선과 관련된 운동과 식이 요법에 대해서는 책의 후반부 파트에서 좀 더 구체적으로 다루겠다.

단순히 '살이 잘 찌는 체질', '물만 마셔도 살이 찌는 체질'이라는 것은 없다는 사실만 알아 두기 바란다. 쉽게 체중이 증가하는 데에는 반드시 그럴 만한 이유가 있다. 특히 여성의 경우라면 갑상선 기능의 문제, 저하증일 경우가 많으니 이를 반드시 기억해 둘 필요가 있다.

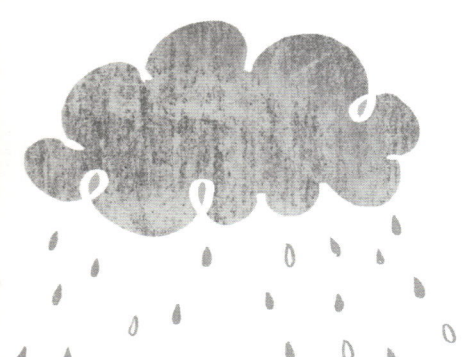

아픈 데 이유 있나 했죠

하루 여덟 시간을 넘게 자도 오후만 되면 밀려오는 졸음, 한 달에 한 번 찾아오는 엄청난 통증의 생리통, 건조한 피부, 기억력과 집중력 감퇴, 자꾸만 빠지고 얇아지는 머리카락…….

언젠가부터 일일이 헤아리기 어려울 정도로 몸 여기저기에서 많은 증상이 나타났지만 저는 그저 나이가 들었기 때문이라고만 생각했어요. 그런데 어느 날, 친구가 제게 이렇게 말했어요.

"갑상선 문제일 수도 있어!"

처음에는 친구의 말을 대수롭지 않게 생각했어요.

'갑상선? 그게 뭐라고?'

나중에야 호기심이 생겨 인터넷으로 검색을 해 봤죠. 그런데 그냥 넘겨서는 안 될 문제라는 생각이 들더군요. 결국 진료를 받아 보기로 결심했어요. 아니나 다를까 갑상선 기능 저하증이라는 진단을 받았어요. 두 달 동안 한약 복용과 식단 관리를 병행했어요. 야근이 잦아 치료를 받기가 어려울 때는 먹는 것에 신경을 더 썼어요. 일단 한약을 먹고 원장님께서 권해 주신 비타민D, 채소 주스 그리고 제 몸에 맞는 음식들을 먹었어요.

효과는 이주일 만에 나타났어요. 오후가 되어도 몸이 무겁지 않았고, 아침에 일어나는 것도 힘들지 않았어요. 얼마나 신기하던지! 몇 년 동안 피로를 달고 살았는데 2주 만에 좋아지다니! 정말 놀라운 일이었어요. 시간이 더 지나자 생리통도 많이 줄었고 세안을 한 후에 느끼던 피부 당김이 훨씬 적어졌어요.

주변에 "나이가 들어서 그런지 몸이 예전 같지 않아."라고 말하는 친구가 많아요. 이제 저는 그들에게 이렇게 말해 줘요.

"아픈 데는 이유가 있는 거야. 단순히 나이가 들었기 때문에 아픈 게 아니야."

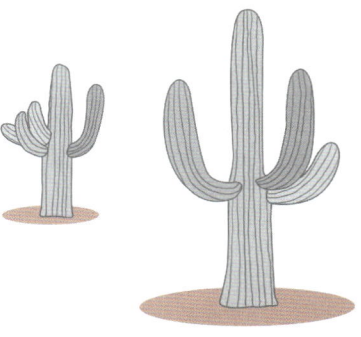

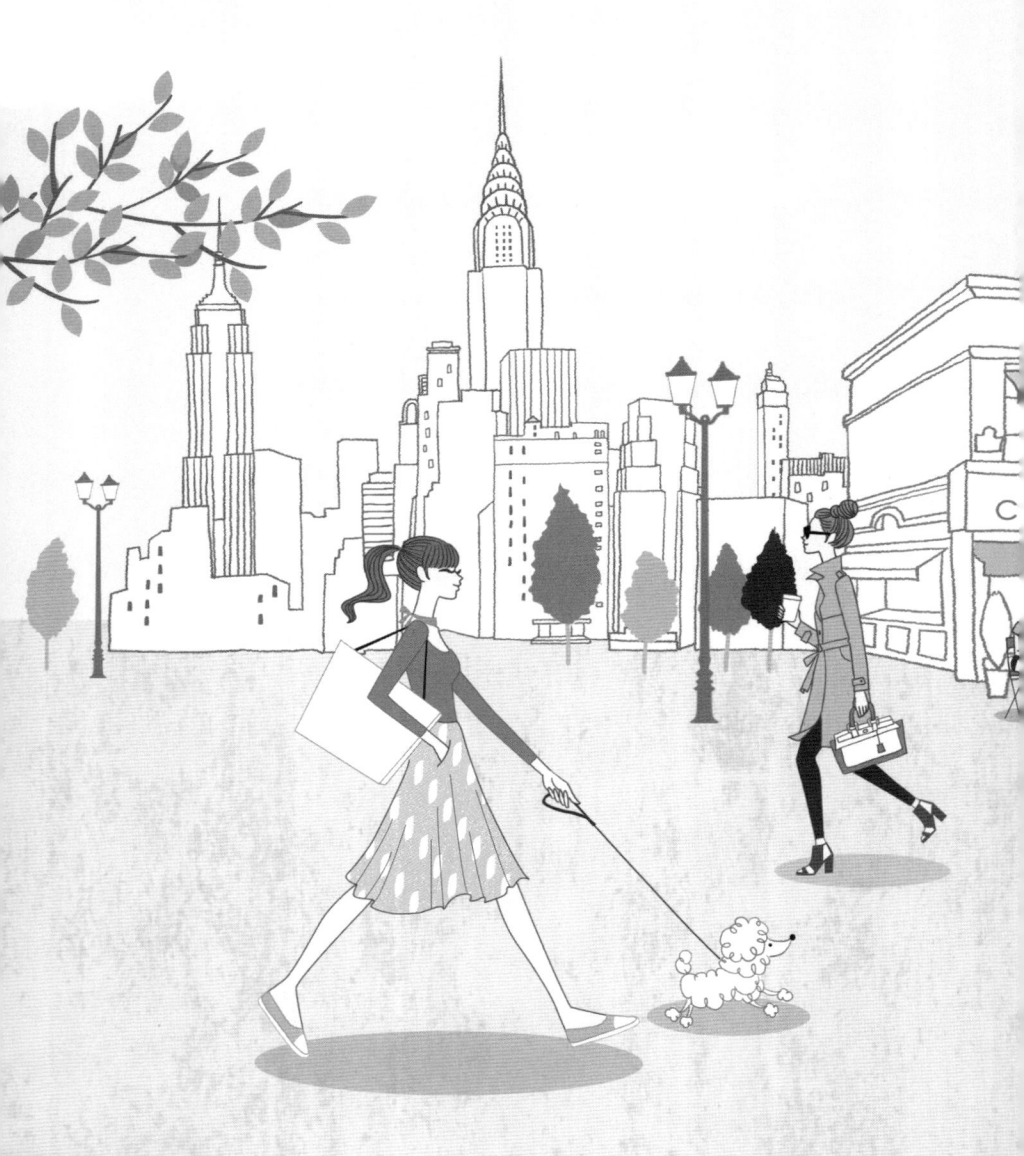

PART 2
목이 예쁜 여자가 진짜 미녀

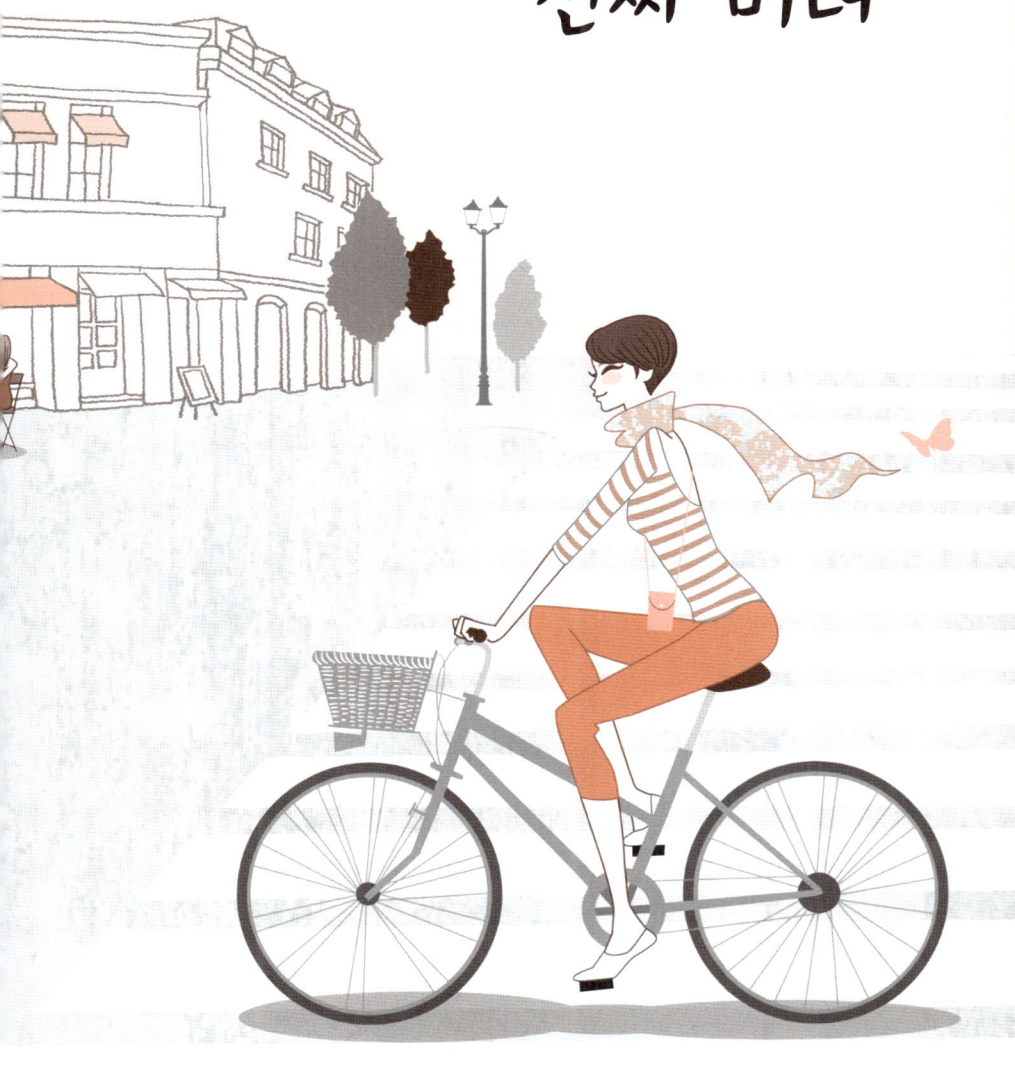

건강 상태 알려 주는 나비, 갑상선

목 아래에 자리 잡고 있는 나비 모양의 내분비 기관, 그것이 바로 갑상선이다. 갑상선은 대뇌로부터 신호를 받아 에너지 대사에 필요한 갑상선 호르몬인 T3와 T4(T3는 트리요오드사이로닌: Triiodothyronine의 약칭, T4는 티록신: thyroxine의 약칭)를 생산한다. 한마디로 말해 갑상선은 갑상선 호르몬을 만드는 공장이다. 갑상선이 두뇌의 명령에 따라 T3와 T4를 만들면 이들은 우리 몸의 에너지를 만드는 대사를 조절한다.

갑상선에서 호르몬을 분비하는 정도에 따라 우리 몸의 반응은 크게 달라진다. 호르몬을 많이 분비하면 대사가 활발해지고 많은 양의 칼로리를 소비하여 에너지도 많이 소모한다. 그로 인해 자연스럽게 체온도 올라간다. 반대로 호르몬을 적게 생산하면 대사가 저하되고, 몸 안의 칼로리를 충분하게 태우지 못해 에너지 생산량이 줄어든다. 그로 인해 자연스럽게 체온이 낮아진다.

사람은 정온 동물이다. 체온이 일정하지 않은 파충류와 달리 어떤 경우라도 일정한 체온을 유지하려고 노력한다. 우리 몸이 필요로 하는 에너지의 양은 기온의 변화나 육체 활동의 변화에 따라 매순간 달라진다. 이때 두뇌가 시시각각 변하는 에너지의 요구량에 따라 갑상선에 신호를 보내 갑상선 호르몬의 양을 조절하게 한다.

두뇌에서 갑상선에 보내는 신호 역시 일종의 호르몬이다. 두뇌에서 분비되어 갑상선 호르몬의 생산량을 조절하는 신호 호르몬을 갑상선 자극 호르몬(TSH)이라고 한다. 즉, 우리 몸에 더 많은 에너지가 필요하거나 갑상선 호르몬이 부족할 때 두뇌는 더 많은 TSH를 갑상선에 보낸다. 그러면 갑상선이 알아서 갑상선 호르몬인 T3와 T4의 생산을 증가시킨다. 반대로 갑상선 호르몬이 충분하면 TSH의 분비를 줄인다. 결과적으로 갑상선 호르몬의 생산과 전신의 에너지 대사를 항상 균형 있게 조절하는 것이다.

이렇게 우리 몸에서 중요한 역할을 맡고 있는 갑상선은 누구에게나 소중하다. 그중에도 특히 여성에게 매우 중요하다.

이는 전체 갑상선 질환 환자의 80% 이상이 여성인 것만 봐도 알 수 있다. 또 갑상선은 생리, 임신, 출산을 비롯하여 체중 조절, 수족냉증, 우울증, 탈모, 변비와 설사, 부종, 피부 트러블, 안구 증상, 기억력 등 여성들의 건강에 직간접적으로 깊이 관여한다. 따라서 갑상선이 건강하지 않으면 건강하다고 말할 수 없고, 여성 건강을 이야기할 때 갑상선을 빼놓을 수 없다. 둘은 떼려야 뗄 수 없는 관계인 것이다.

'나비 효과'라는 용어가 있다. 나비의 날갯짓처럼 작은 변화가 폭풍우와 같은 커다란 변화를 유발시킨다는 뜻이다. 갑상선은 여성에게 있어 건강 상태를 알려 주는 나비이며 작은 증상으로도 온몸에 커다란 변화를 유발하는 나비다.

최근 이 갑상선에 대한 일반인들의 관심이 부쩍 늘어났다. 갑상선 질환을 앓고 있는 여성이 주위에 많다 보니까 당연한 현상이라고 할 수 있다. 하지만 실상을 자세히 들여다보면 일반인은 물론, 갑상선 질환을 앓고 있는 환자의 경우에도 갑상선에 대해 올바른 정보를 알고 있는 경우가 드물다.

대부분의 환자가 갑상선의 기능이나 역할, 항진증이나 저하증의 원인, 검사법이나 검사 항목에 대해 잘 알지 못한다. 뿐만 아니라 올바른 치료법, 생활 속에서 주의해야 할 점이나 갑상선 질환에 도움이 되는 영양 요법 등에 대해 올바른 정보를 얻지 못한다. 그로 인해 진부하거나 왜곡된 정보를 맹신하는 이들이 있어 무척 안타깝다.

여러 가지 문제 중에서도 가장 심각한 것은 환자들이 자신이 겪고 있는 건강상의 문제가 갑상선에 의한 것인지조차 모른다는 것이다. 이는 실제로 갑상선을 연구하는 학자들의 증언으로도 확인된 사실이다. 갑상선의 기능 이상으로 진단받은 환자 수보다 훨씬 많은 사람이 갑상선 기능에 문제가 있어도 알지 못하거나 부정확한 치료를 받고 있다.

일반적으로 갑상선 환자들은 병원에서 진단하고 처방하는 약만 먹으면 되는 것으로 생각한다. 하지만 갑상선 질환은 최근에 빠르게 진화하고 있다. 단순히 처방약만으로는 갑상선 질환을 근본적으로 치료하지 못한다는 사실이 속속들이 밝혀지고 있다. 그런데도 과거의 치료 방식에서 벗어나지 못 하고 있다. 잘못된 관행은 갑상선 질환의 진단과 치료, 모두에 해당된다. 하지만 특히 단순히 약물과 방사선 치료와 수술만을 고집하는 치료의 영역에서 더욱 두드러진다.

쉬운 예를 들어보자. 늘 피로하거나, 이유 없이 체중이 늘어나거나, 갑자기 머리카락이 빠지거나, 추위를 심하게 타는 사람이 많다. 흔한 증상이라고 해서 가볍게 볼 것이 아닌데 대부분의 사람이 대수롭지 않게 생각한다.

'잠이 부족해서 그래.'

'운동을 하지 않아서 살이 찌는 거야.'

'스트레스를 지나치게 많이 받아서 그런 거야.'

과연 정말 이런 증상을 별것 아니라고 판단하고 그냥 지나쳐도 괜찮을까. 예를 든 증상들은 갑상선 기능 저하증의 대표적인 증상이다. 결코 가볍게 볼 일이 아니다.

그렇다면 우리의 갑상선이 건강한지 체크리스트를 통해 알아보기에 앞서 갑상선 기능 저하증과 항진증에 대해 간단하게 알아보자. 갑상선 기능 저하증은 갑상선에 문제가 있어 호르몬 생산이 줄어들고 체내에 갑상선 호르몬이 부족한 상태다. 쉽게 피로하고 체중이 쉽게 늘고 남들보다 추위를 더 타게 된다.

반대로 갑상선 기능 항진증은 갑상선 호르몬이 필요 이상으로 과다하게 생산되어 문제를 일으키는 것을 말한다. 식욕이 왕성하지만 오히려 살이 빠진다. 기초 대사율이 증가해서 더위를 참기 힘들고 땀이 많이 난다. 이밖에 피로를 심하게 느끼거나 손이 떨리며 배변 횟수가 증가하거나 설사를 동반하기도 한다.

그러면 갑상선 질환에 대해서는 뒤에서 더 자세히 알아보고 여기서는 갑상선 건강을 점검해 보도록 하겠다. 다음의 체크리스트를 보며 혹시 여러분의 갑상선 건강에 문제가 있는 것은 아닌지 꼼꼼하게 살펴보길 바란다.

갑상선 기능 저하증 체크리스트

- 체중이 갑자기 늘고 다이어트를 해도 살이 빠지지 않는다.
- 다른 사람들보다 추위를 심하게 탄다. 심지어는 여름에도 추위를 탄다.
- 주변 사람들이 깜짝 놀랄 정도로 손발이 차다.
- 저혈압이거나 맥박 수가 정상보다 적다.
- 피곤해 보인다는 소리를 자주 듣고 스스로도 늘 피로하다고 느낀다.
- 수면 시간을 늘려도 피로가 회복되지 않는다.
- 피부가 건조하고 트러블이 잘 생긴다.
- 손톱이 쉽게 부러진다.
- 관절이 아프거나 근육이 쑤신다.
- 임신이 잘 되지 않는다. 유산한 경험이 있다.
- 늘 우울하고 감정의 기복이 심하다.
- 건망증이 심하거나 집중하기 힘들다.
- 실내가 건조하지 않아도 눈이 뻑뻑하다.
- 목 안이 답답하고 무엇인가 걸린 느낌이 있다.
- 안구 주위, 얼굴, 손발이 자주 붓는다.
- 감기에 잘 걸린다. 스스로 면역력이 약하다고 생각한다.
- 다른 사람들보다 초콜릿이나 설탕 등 단 음식을 많이 먹는다.
- 커피 없이는 생활하기가 힘들다.

갑상선 기능 항진증 체크리스트

- 심장이 비정상적으로 빨리 뛰고, 가슴이 답답하다.
- 전신의 근육, 그중에서도 특히 손가락이 이유 없이 떨린다.
- 더위를 참지 못하고 땀을 비정상적으로 많이 흘린다.

- 이유 없이 체중이 줄고, 많이 먹어도 살이 찌지 않는다.
- 이유 없이 불안하고 짜증이 난다. 조울증도 있는 것 같다.
- 불면증이 있고 한 번 깨면 다시 잠들기가 힘들다. 그래서 늘 피로하다.
- 머리카락이 건조하고 잘 끊기고 쉽게 빠진다.
- 목소리가 잘 쉬고 목 안에서 이물감이 느껴진다.
- 전신에 관절통이나 근육통이 잘 생긴다.
- 생리가 불규칙하고 생리통이 있다.
- 임신하기가 힘들고 자연 유산의 경험이 있다.
- 얼굴, 그중에서도 눈 주위가 잘 붓고 안구가 돌출된 것 같다.
- 건망증이 있고 집중하기 힘들다.
- 염증이 잘 생기고 잘 낫지 않는다.
- 햇빛에 나가면 눈이 심하게 부시다. 안구도 건조하다.
- 쉽게 어지럽고 귀에서 소리가 난다.
- 설사를 자주한다.

갑상선 질환, 이것만 기억하라

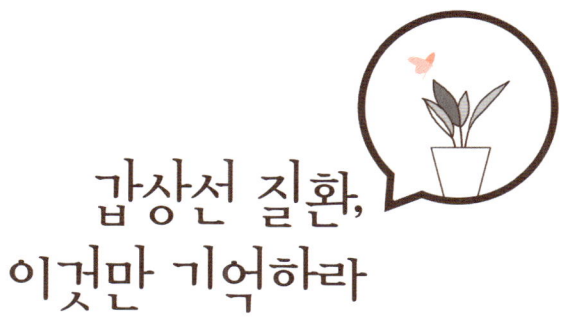

앞서 갑상선 기능 이상을 의심할 만한 증상에 대해 설명했다. 만약 해당되는 항목이 여러 개라면 다음 내용도 관심 있게 지켜볼 필요가 있다. 지금부터는 갑상선에서 발생하는 대표적인 질환에 대해 알아보겠다.

갑상선 기능 항진증

갑상선 기능 항진증은 갑상선 호르몬(T4와 T3)이 과다 생산되어 전신에 나타나는 모든 증상을 말한다. 호르몬의 생산이 많아지는 원인은 다양하다. 가장 큰 원인은 자가 면역 질환인 그레이브스병이다. 그레이브스병과 갑상선 기능 항진증을 동일한 질병으로 생각하는 경우가 많은데, 둘은 엄연히 다른 질병이다. 갑상선 기능 항진증은 그레이브스병에 의해 이차적으로 생긴 결과다.

영국의 의사 그레이브스가 처음으로 보고하여 그레이브스병이라고 이름 붙여진 이 질병은 갑상선 호르몬이 과잉 분비되는 질환인 동시에 갑상선 기능 항진증을 일으키는 가장 주된 원인이다. 면역을 담당하고 있는 림프구가 갑상선 세포를 자기가 아닌 것으로 착각함으로써 공격하는 것이 이 병의 시작이다. 최초의 원인은 면역 체계의 이상에 있다. 면역 세포가 자가 면역 항체를 만들어 갑상선을 자극함으로써 갑상선 호르몬을 계속해서 생산하게 만드는 것이다.

그레이브스병은 갑상선 기능 항진증을 일으키는 가장 주된 원인 질환이다. 그레이브스병의 진단은 혈액 검사를 통해 확인할 수 있다. 보통 자가 면역 항체인 TSH 수용체 항체나 TG 면역 항체가 높게 검출되면 그레이브스병이라고 본다.

이 외에도 갑상선 항진증이 생기는 원인은 독성 결절, 임신과 출산, 뇌하수체 종양 등 다양하다. 갑상선 항진증 환자의 호르몬 검사 결과를 보면 갑상선 호르몬인 T4와 T3는 높게 나타나는 반면에 갑상선 자극 호르몬인 TSH는 낮게 나타난다.

갑상선의 기능이 항진되면 육체적·정신적으로 매우 다양한 증상이 나타난다. 대표적인 증상은 다음과 같다.

- 식욕이 비정상적으로 증가해도 체중은 오히려 감소한다.
- 심장이 빨리 뛴다.
- 가슴이 답답하고 숨 쉬기가 힘들다.
- 이유 없이 불안하고 초조하다.
- 성격이 예민해지고 짜증이나 화가 잘 난다.
- 더위를 잘 참지 못하고 땀을 많이 흘린다.
- 잠을 잘 이루지 못한다.
- 피부가 얇아진다.
- 임신이 잘 되지 않거나 쉽게 유산된다.
- 안면 근육이나 손의 근육이 잘 떨린다.
- 팔다리의 근육이 위축된다.
- 목 주위가 답답하고 이물감이 있으며 음식이나 물을 삼킬 때 통증을 느끼기도 한다.
- 안구가 충혈되고 심하면 돌출된다.
- 사물이 두 개로 보이는 복시 현상이 생긴다.

그레이브스병

그레이브스병은 류마티스 관절염과 같은 자가 면역 질환의 일종이다. 면역 세포가 갑상선을 비자기(Non-self)로 오인하여 갑상선에 대해 자가 면역 항체를 만들어 공격하고 염증을 일으켜서 생긴다. 이 병은 갑상선 호르몬을 계속 생산하게 만들어 결과적으로는 전신에 걸쳐 갑상선 기능 항진증을 일으킨다.

안구 돌출증

안구 돌출증은 갑상선 기능 항진증 중에서도 자가 면역 질환인 그레이브스병에 흔히 동반된다. 안구 돌출증은 면역 세포가 만든 면역 항체가 안구 주위의 근육을 침범하여 염증을 일으켜서 나타난다. 염증과 부종의 정도에 따라 안구가 돌출되는 정도가 결정되며 안구 건조증, 충혈, 안구동통 등의 증상이 흔히 동반된다. 안구 돌출이 심해지면 복시 현상이나 눈이 감기지 않아 심한 안구 건조, 충혈, 안구동통 등의 증상이 생길 수 있다. 염증과 부종이 빠지면서 안구가 제자리로 돌아갈 수 있으나 오래 지속되면 원상태로 회복되지 않을 수도 있다.

갑상선 중독증

독성결절 등에 의해 드물게 나타나는 심한 기능 항진증이다. 적절하게 치료받지 못하면 생명이 위험할 수도 있다.

갑상선 기능 저하증

어떤 원인으로 갑상선에서 갑상선 호르몬(T4와 T3)의 생산이 줄어들어 온몸에 나타나는 전신 증상들을 말한다. 갑상선 호르몬은 모든 세포의 에너지 대사를 조절하는 중요한 호르몬이다. 그래서 갑상선 기능이 저하되면 육체적·정신적으로 매우 다양한 증상이 나타난다. 대표적인 증상은 다음과 같다.

- 체중이 쉽게 증가하며 한 번 증가한 체중은 잘 빠지지 않는다.
- 추위를 심하게 타고 손발이 차다.
- 저혈압이거나 맥박이 느리다.
- 늘 피로하다.
- 수면시간이 충분한데도 늘 피곤하다.
- 머리카락과 손톱이 건조하고 잘 끊어진다.
- 머리카락이 많이 빠진다.
- 피부가 건조하고 트러블이 잘 생긴다.
- 목소리가 허스키하고 잘 쉰다.
- 전신에 근육통이나 관절통이 쉽게 생기거나 힘이 없다.
- 수근관 증후군이나 족저근막염이 있다.
- 생리가 불순하다.
- 임신이 잘 되지 않거나 쉽게 유산된다.
- 우울증이 있거나 감정의 기복이 심하다.
- 성욕이 없다.
- 건망증이 심하거나 집중하기 힘들다.
- 기름진 음식을 많이 먹지 않는데도 콜레스테롤 수치가 높다.
- 안구 건조증이 있다.
- 목 안이 답답하고 무엇인가 걸린 느낌이 있다.
- 안구 주위, 얼굴, 손발이 자주 붓는다.
- 감기에 잘 걸리고 면역 기능이 저하된 느낌이 든다.

갑상선 기능 저하증의 발병 원인은 요오드의 섭취 부족, 심한 스트레스, 임신과 출산 등이 있다. 그런데 주된 원인은 자가 면역 갑상선염이다. 병원에서는 혈액 검사를 통해 갑상선 호르몬의 수치를 검사해서 TSH의 수치가 정상보다 높게 나오고 T4나 T3가 정상보다 부족하면 갑상선 저하증으로 진단한다. 갑상선 기능 저하증 환자에게는 인공적으로 합성한 갑상선 호르몬을 투여한다. 주로 T4인 신지로이드를 처방하여 갑상선 호르몬 수치를 조절하는데, 초기에는 이러한 약물로 증상과 호르몬 수치 모두 빠르게 호전되는 경우도 있지만 호르몬 수치는 정상으로 회복하였는데도 증상은 여전히 계속되는 경우가 많다.

이런 결과를 초래하는 가장 큰 이유는 갑상선 기능 저하증의 원인이 되는 면역 이상을 제대로 치료하지 못하기 때문이다. 이를 갑상선 호르몬 저항성(Thyroid hormone resistance)이라고 부른다. 갑상선 호르몬 저항성이 발생하는 이유는 자가 면역 항체가 갑상선의 기능을 방해하기 때문이다. 저하증의 대부분의 원인은 면역 질환인 하시모토 갑상선염이다. 따라서 면역 체계가 정상적으로 회복되지 않으면 호르몬 수치는 정상이라 하더라도 증상은 개선되지 않는다. 또 호르몬제의 복용을 중단하면 쉽게 재발한다.

하시모토 갑상선염

갑상선 기능 저하증의 대부분의 원인은 자가 면역 질환인 하시모토 갑상선염이다. 하시모토 갑상선염은 제1차 세계대전 이전에 유럽에서 활동하던 일본인 의사가 처음 발견해서 붙인 이름이다. 하시모토 갑상선염은 면역 세포가 갑상선을 공격하는 자가 면역 항체를 만들어 갑상선 호르몬의 생산을 방해해 갑상선 저하증이 오는 것을 말한다. 하시모토 갑상선염의 진단은 자가 면역 항체 검사를 통해 알 수 있다. 갑상선 면역 항체의 일종인 Anti-TPO 항체, Anti-TG 항체의 수치가 높게 나타나면 하시모토 갑상선염으로 진단한다.

항체 검사 외에도 일반적인 갑상선 기능 저하증과는 다른 특이한 점이 있다. 다음의 증상이 있을 때는 하시모토 갑상선염을 의심해 보아야 한다. 가장 먼저, 갑상선 기능 저하증으로 신지로이드를 복용한 후에 호르몬 수치는 정상 범위를 회복하였는데도 저하증의 증상은 나아지지 않을 때, 다음으로 초기에 갑상선 기능 항진증의 증상이 발생하다가 저하증의 증상으로 변화되거나 항진증과 저하증의 증상이 동시에 나타나서 혼란스러울 때, 마지막으로는 단기간에 갑상선자극호르몬(TSH)의 수치의 변화가 심할 때이다.

또한, 갑상선 기능 저하증이 의심스러운 증상이 나타나지만 혈액 검사에서 갑상선 호르몬의 수치가 정상일 경우에는 자가 면역 항체 검사를 할 필요가 있다. 혈액 검사에서 자가 면역 항체(Anti TPO 면역 항체나 Anti TG 면역 항체)가 검출이 되면 호르몬 수치가 정상이라도 하시모토 갑상선염을 의심해야 한다.

하시모토 갑상선염은 면역 체계가 정상적으로 회복되어야 치료가 되는 자가 면역 질환이지만 현재까지 서양 의학에서는 자가 면역 질환을 치료할 수 있는 치료법이나 약물이 존재하지 않는다. 호르몬제의 일종인 신지로이드로 부족한 갑상선 호르몬을 보충시켜 주지만 이로써 하시모토 갑상선염이 치료되는 것은 아니다.

갑상선 호르몬 저항성

갑상선 호르몬 저항성은 갑상선 기능 저하증 환자가 호르몬제를 복용하여 호르몬 수치가 정상을 회복하였는데도 갑상선 저하증의 증상이 계속되는 현상을 말한다. 갑상선 호르몬 저항성은 대부분 하시모토 갑상선염 환자에게 발생한다.

인공적으로 만든 신지로이드를 복용하여 호르몬 수치를 정상적으로 유지하여도 자가 면역 항체가 계속해서 다량으로 존재하면 갑상선염과 증상은 계속된다. 면역항체가 갑상선의 기능을 방해하고 있기 때문에 호르몬이 제대로 작용하지 못하며 그러므로 호르몬 수치와 관계없이 갑상선 기능 저하증은 계속되는 것이다.

실제로 갑상선 기능 저하증 환자 중 상당수가 이러한 상태에 있다. 그리고 그들은 실제로 아무런 도움도 받지 못한다.

검사 때마다 갑상선 호르몬의 수치는 정상이기 때문이다. 환자들은 자신의 문제점을 잘 인식하지 못하고 증상이 심한 경우 갑상선이 아닌 엉뚱한 치료를 받는 경우도 많다.

갑상선 결절과 암

갑상선은 우리 몸에서 혹이 제일 잘 생기는 기관 중에 하나다. 갑상선 혹 중에서 양성인 경우를 결절이라고 하고 악성인 경우를 암이라고 한다. 갑상선 혹의 95%는 양성에 해당하는 결절이지만 5% 정도는 악성 결절, 즉 갑상선암이다.

갑상선암의 종류에 대해서도 알아보자. 갑상선 유두암을 비롯하여 여포암, 수질암, 역형성암 등이 있다. 이 중에서 유두암이 가장 흔하다. 유두암은 전체 갑상선암의 90% 이상을 차지한다. 간단한 조직 검사로 진단이 가능하고 예후도 가장 좋다. 여포암은 양성인 여포선종과 구별이 되지 않아 진단에 어려움이 있지만 예후는 좋은 편이다. 반면 역형성암은 다른 갑상선암과 달리 매우 빨리 자라고 예후도 가장 나쁜 편에 속하지만 다행히 발병률이 낮다.

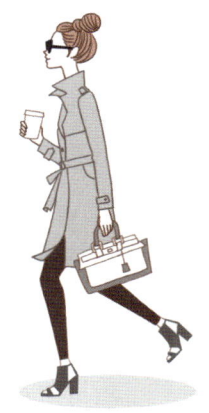

갑상선암은 우리나라에서 전체 암 발생의 7.5%를 차지하여 남녀 종합 발생 빈도는 5위라고 한다. 2000년대 이후로 발생 증가율이

가장 높고, 해마다 증가하는 추세다. 여자가 남자에 비해 3~6배 정도 더 많이 발생하고 30~50세에 진단받는 경우가 많다.

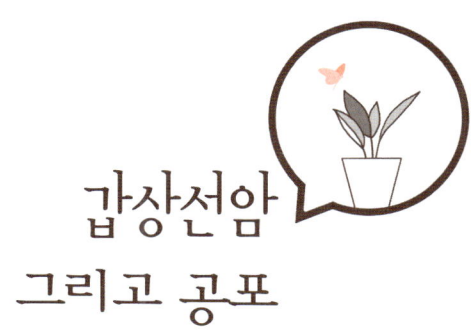

갑상선암
그리고 공포

인간이 가장 두려워하는 질병은 무엇일까. 현대인에게 암만큼 공포스러운 질병도 없다. 통계에 따르면 현재 국내 질병 사인 중 가장 큰 비중을 차지하는 질병이 바로 암이다. 암 환자가 지속적으로 늘어나 2030년이 되면 인구의 반 이상이 암으로 사망한다고 하니, 어쩌면 암에 대한 공포는 당연하다.

과학 기술은 발전하는데 왜 암은 정복되지 않고 암 환자는 늘어가고 있는 것일까? 혹시 암 치료에 대한 현재의 접근 방식이 근본적으로 잘못된 것은 아닐까? 암은 매우 오래된 질병이고, 과거에도 존재했다. 하지만 지금처럼 광범위한 공포를 불러일으키지는 않았다. 제2차 세계대전 이후, 암 환자가 폭발적으로 증가했다. 추세에 맞추어 암에 대한 연구도 본격적으로 진행됐다.

　미국은 1960년 이후 암을 정복하기 위해 엄청난 인력과 자본을 투자했다. 그러나 아직까지 성공적인 치료법을 발견했다는 소식은 전해지지 않는다. 매스컴에서 암 치료에 획기적인 물질이 발견됐다고 심심치 않게 발표하지만 가능성이나 실마리를 발견했다는 것이 대부분이다. 실제로 암을 정복했다는 선언이나 획기적으로 암의 완치율이 높아졌다는 발표는 없다. 암 치료에 획기적이라던 신물질도 자고 나면 소리 소문 없이 사라지는 일이 허다하다. 치료제가 승인을 받아 시판되더라도 매우 고가인데다가 제한된 범위에서 사용 가능하다. 부작용은 생각보다 심하고 장기간 투여해야 하는 문제도 있다.

　상황이 이러니 암 정복을 위한 투자와 연구가 성공적이라 할 수 있을지 의문이다. 또한 앞으로도 이러한 암 치료법에 희망을 걸어야 하는지 의구심이 든다. 현대의 암 치료법이란 조기 발견, 수술, 방사선 치료와 항암 치료법을 말하며, 암 치료에 관한 연구는 모두 이러한 치료법을 뒷받침한다.

　필자는 수술과 방사선, 항암 요법이 최선이라는 고정관념이 바뀌지 않는 한, 암을 정복하는 것은 앞으로도 불가능하다고 생각한다. 현대 의학은 암세포의 성장을 억제하고 사멸시키는 효과가 있는 신물질을 찾는 것을 목표로 연구를 해 왔다. 하지만 이러한 물질은 필연적으로 독성을 동반한다. 동시에 정상 세포의 활동과 정상적인 생리 활동을 방해한다.

이러한 치료법의 효과는 암세포의 성장이나 전이를 조금 늦추는 것뿐이다. 면역으로 암을 이기거나 건강을 회복할 수는 없다. 도리어 환자의 체력이 고갈된다. 환자의 몸이 방사선이나 독한 약물의 부작용을 이기지 못하면 암이 아니라 약물의 독성 때문에 사망하는 일도 발생한다.

다행히 새로운 사고와 시도로 암을 치료하려는 의사들이 있다. 이들이 추구하는 방법은 기존의 현대 의학에서 추구하던 것과는 전혀 다르다. 이들의 치료 수단은 인공적으로 만든 위험한 화학 약물이 아니다. 전통적인 치료제인 약초와 음식으로 우리 몸의 고유한 치유 능력과 면역력을 회복시킨다. 사실 이런 치료법은 오래전부터 존재했다. 최근에 들어 활발한 연구가 이루어지고, 그 효과가 과학적으로 증명되고 있다는 데 의의가 있다.

이러한 치료법은 부작용을 걱정할 필요가 없다. 항암 치료 과정 중에 끔찍한 고통을 겪거나 삶의 질이 떨어질까 걱정할 필요도 없다. 우리 몸에 스스로 존재하는 자연 치유력을 강화시켜 질병을 치료하는 동시에 본래의 건강을 회복시키는 의학은 동서양 양쪽에서 똑같이 찾아볼 수 있다. 동양에서는 오랜 역사를 자랑하는 한의학이, 서양에서는 최근에 대중의 관심을 끌고 있는 통합 기능 의학이 이러한 원리에 부합한다.

백 년 전까지만 해도 한의학은 동양에서 절대적인 위치를 차지했다. 그러다가 전염병이나 외상과 같은 급성질환에 대한 치료법이 서양 의학에 뒤떨어져 주류에서 밀려났다. 하지만 원인이 불분명한 만성 난치성 질환의 치료에는 현대 의학과 비교해도 치료 효과가 뒤처지지 않는다. 다만 진단법이나 치료법에 있어서 지금보다 더 현대적이고 통일된 방법론이 요구된다.

통합 기능 의학은 만성 질환에 대한 현대 의학의 치료법에 한계를 느낀 의사들이 연구하고 개발한 의학이다. 질병의 감추어진 원인을 찾고 환자의 고유한 치유 영역을 극대화시키는 치료법이 특징이다. 치료 수단으로 전통적인 약초나 음식을 활용하고 생활 습관의 개선을 중요시한다.

기능 의학의 치료 영역은 암에만 머물지 않는다. 현대 의학이 치료하지 못하는 만성 난치성 질환을 치료 대상으로 한다. 예를 들면 각종 성인병과 자가 면역 질환, 치매, 정신 질환과 비만을 치료한다. 기능 의학을 전공하는 의사들은 현대 의학이 전염병과 급성 질환을 치료하는 것 외에는 거의 쓸모가 없다고 주장한다. 각종 만성 난치성 질환에 있어서 현대 의학은 근본 치료가 아니라 증상만을 호전시키거나, 질병의 진행을 느리게 하는 것 외에는 거의 효과가 없다고 단언한다.

나아가 이런 임기응변식 대증 요법은 장기간 독한 약물의 사용으로 인한 부작용의 위험이 있다. 또 근본 치료 없이 장기간 증상 조절에만 시간을 허비하고 만성 질환을 근본적으로 치료할 시간과 기회를 앗아가 버릴 위험이 있다. 통합 기능 의학에 관해서는 대한통합기능의학연구회 홈페이지(www.ksifm.com)와 미국의 기능의학회(www.functionalmedicine.org) 홈페이지에서 더욱 자세한 정보를 얻을 수 있다.

무리한 치료법을 고수하는 이유

앞서 밝혔듯 암 치료제 개발은 실패에 실패를 거듭했고 여전히 제자리이다. 그럼에도 의사들이 기존의 수술, 방사선 치료, 항암 요법에 집착하는 이유는 무엇일까. 필자는 그 이유가 서양 의학의 기본 철학이 한의학이나 자연 치료 의학과는 사뭇 다른 데에 있다고 생각한다.

서양 의학은 물질적 토대 위에서 눈부시게 성장했다. 눈으로 확인이 가능한 해부학과 세균학, 외과학을 중심으로 발달했다. 예를 들면 항생제를 발명해서 과거에는 치명적이었던 수많은 세균의 위험으로부터 인류를 구했다. 수술 요법은 또 어떤가. 각종 급성 질환과 사고로부터 헤아릴 수 없이 많은 생명을 지켜 냈다. 필자는 이러한 서양 의학의 업적을 깎아내릴 생각은 추호도 없다. 그런데 서양 의학의 업적이 크고 위대하다고 해서 암 치료에도 그대로 적용해야 한다는 것인지는 의문이다. 왜냐하면 외과 수술이나 항생제와 같이 직접적이고 적극적인 개입을 통해 성장한 서양 의학이 암 치료에 있어서도 이러한 '개입의 방법'만을 고수하기 때문이다.

사실 암은 우리 몸 내부의 모순에 의해 발생하는 질병이다. 원인이 외부에 있는 게 아니라 내부에 있는 질병으로 봐야 한다. 공격적인 방법으로 치료한다면 초기에는 효과가 있는 듯 보일 수 있다. 그러나 그러한 치료가 장기적으로 이어졌을 때 문제가 복잡해질 위험성이 있다. 비유하자면 역사가들은 임진왜란 때 왜적에 의한 폐해보다는 명나라 지원군들에 의한 폐해가 더 심했다고 말한다. 필자는 암 치료도 이와 비슷하다고 본다. 우리 군의 힘을 길러 왜적을 물리치는 것처럼 암도 우리 몸의 면역 기능을 회복시켜서 물리쳐야 한다.

"텔레비전에 출연하는 사람들처럼 산에 가서 약초를 먹어야 나을까요?"

필자가 이러한 견해를 밝히면 이렇게 냉소적으로 반응하는 사람들도 있다. 말기 암으로 고생하다가 병원에서 치료 받는 것을 포기한 뒤에 기적적으로 암을 이겨 낸 사례는 얼마든지 있다. 방송에 소개된 경우가 아니더라도 우리 주변에서도 찾아볼 수 있다. 그들이 산으로 들어갔든, 버섯이나 물, 약초, 풀, 음식, 건기식 등으로 건강을 회복했든 그것은 차후의 문제이다.

　의도하지 않았다 하더라도 그들이 일단 보편적인 의미의 암 치료를 중단했다는 사실이 중요하다. 우리 몸의 면역력을 손상시키는 방사성 요법이나 항암 치료를 중단함으로써 오히려 면역력이 회복될 기회를 얻은 셈이다. 그런 상태에서 자연 치료나 식이 요법을 하면 면역력을 회복시키는 데 도움이 된다. 그 결과, 현대 의학의 관점에서는 이해할 수 없는 기적이 일어난 것이다.

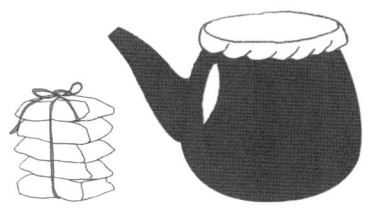

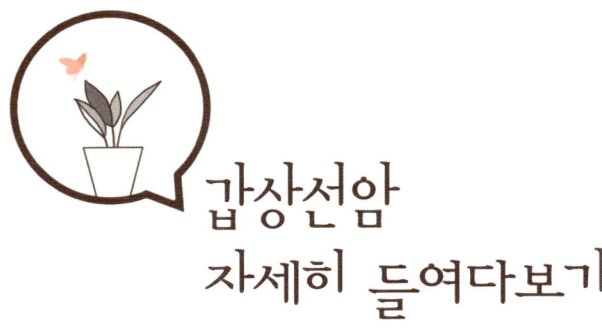

갑상선암 자세히 들여다보기

　초음파 검사로 발견되는 갑상선 혹 중에서 95%는 생명에는 지장이 없는 결절(양성 종양)이고 5%만이 악성인 갑상선암이다. 갑상선 혹은 주로 우연히 발견된다. 환자가 이물감이나 통증을 느낄 정도로 크기가 크지 않는 한, 자각 증상이 없다. 갑상선 혹은 주로 초음파 검사를 통해 발견된다. 보다 정확한 감별 진단을 위해서는 세포흡인 검사라고 하는 조직 검사를 실시한다.

　세포흡인 검사는 주사기로 갑상선 혹의 조직 일부를 떼어 내 현미경으로 혹 안의 세포를 육안으로 관찰하는 검사이다. 세포흡인 검사로 대부분 악성인 갑상선암과 양성인 갑상선 결절을 구별할 수 있다. 하지만 여전히 20% 정도는 정확한 감별이 어려운 경우가 있다. 이럴 때는 추가로 세포흡인 검사를 실시하여 악성과 양성 여부를 진단한다.

갑상선암은 극히 일부를 제외하고는 서서히 자라고 치료도 잘 되는 '착한 암'이다. 최근 대한 갑상선 학회에서는 혹의 크기가 0.5센티미터 이하일 경우에는 추적 관찰을 권고했다. 양성과 악성을 불문하고 6개월에서 1년 정도 주기적인 검사만으로 혹이 커지는지 관찰하는 것이다.

0.5센티미터에서 1센티미터 사이의 결절은 조직 검사(세침흡인 검사)를 통해 양성(결절)과 악성(갑상선암)인지 감별해야 한다. 갑상선암으로 판명이 나면 암의 종류, 림프전이 등을 고려한다. 이후 바로 수술을 하기도 하고 6개월에서 1년 정도 추적 관찰을 한 후에 수술 여부를 결정하기도 한다.

한 가지 주의할 사항은 세침흡인 검사(조직 검사) 역시 완전하지는 않다는 것이다. 세침흡인 검사에서 갑상선암으로 판명되어 갑상선 제거술을 한 경우, 전체의 25%가 갑상선암이 아닌 양성으로 판명된다. 그러므로 세침흡인 검사에서 갑상선암으로 판명되었다 하더라도 크기를 따져 봐야 한다. 크기가 1센티미터 이하이거나 유두암과 같이 비교적 안전한 암으로 판명된 경우에는 6개월이나 1년간의 추적 검사를 실시하는 것이 좋을 수도 있다. 만약 수술을 한다면 갑상선 전체를 제거하기보다는 한쪽만을 절제하는 부분 절제술을 시행해야 한다. 갑상선의 일부라도 남아 있어야 평생 호르몬제를 복용하여야 하는 불편을 방지할 수 있기 때문이다.

갑상선암의 크기가 똑같더라도 병원이나 의사에 따라서 치료 방법은 달라진다. 추적 관찰 후에 수술을 결정할 수도 있고, 즉시 수술을 실시할 수도 있다. 다양한 의견과 정보를 수집하고 결정을 내려야 수술을 후회하지 않는다. 갑상선을 완전히 절제할 경우 방사성 요오드 치료와 갑상선 호르몬제를 복용해야 하기 때문이다.

갑상선암의 종류

- **유두암**

발생 빈도	모든 갑상선암의 90%
특 징	아주 서서히 자라며 재발해도 치료 확률이 높아 착한 암이라 불린다.
일반적 치료	크기가 1센티미터 이하이면 추적 관찰하고 림프 전이가 있으면 바로 수술한다. 암의 진행 상태나 환자의 증상을 고려하여 수술 범위를 결정한다. 전절제 또는 반절제 수술을 하고, 수술 후에는 방사능 요오드 치료, 호르몬을 평생 복용한다.
예 후	모든 경우에 예후가 가장 좋다.

- **여포암**

발생 빈도   갑상선암의 2~3%
특 징   비교적 착한 암
일반적 치료   완전절제 후 방사능 요오드 치료와 호르몬 치료를 병행한다.
예 후   비교적 예후가 좋다.

- **휘틀세포암**

발생 빈도   갑상선암의 2~3%
특 징   중간 정도 나쁜 암
일반적 치료   완전 절제 후 방사능 요오드 치료와 호르몬 치료를 병행한다.
예 후   예후가 좋지 않다.

- **수질암**

발생 빈도   1~2%
특 징   여포 사이의 C-세포에서 생기는 나쁜 암
일반적 치료   완전 절제술을 시행한다. 방사성 요오드와 호르몬 치료는
　　　　　　효과가 없어 시행하지 않는다.
예 후   예후가 나쁘다. 수술 후에 항암 치료를 하지만 효과가 없다.
　　　　재발률이 높다.

- **미분화암(역형성암)**

발생 빈도   1% 미만
특 징   발견 후 6개월 내에 사망할 확률이 높다.
　　　　매운 나쁜 암이라 불린다.

일반적 치료	어떤 치료로도 효과를 볼 수 없다. 사망 원인은 거의 호흡곤란 등의 기도폐쇄다.
예 후	암이 목에만 있으면 평균 생존 기간이 8개월, 전이가 있으면 3개월 이내로 예후가 매우 나쁘다.

- **전이암**

발생 빈도	0.5% 미만
특 징	신장, 폐, 대장, 유방 등에서 암세포가 갑상선으로 전이된 암
일반적 치료	원래의 암의 상태에 따라 수술을 결정한다.
예 후	원래의 암이 치료되면 예후가 좋지만 그렇지 못하면 나쁘다.

갑상선 결절의 종류

갑상선 혹의 95%는 양성 결절이다.

- **선종성과증식결절**

성 분	갑상선 세포가 커진 것
상 태	출혈이나 섬유화, 석회화 등 형태가 복잡하다.
특이점	여러 개가 나타난다.
일반적 치료	호흡 곤란 등의 기도 압박증상이 없으면 추적 관찰한다.

- **여포선종/휘틀세포 선종**

성 분	신생물(neoplasm)
상 태	둥글고 표면이 매끈하다.

특이점　　　보통 한 개만 나타난다.

일반적 치료　여포암/휘틀세포암과의 구별이 필요하다. (세침흡인 검사로는 불가능) 절제술을 실시한다.

- **낭종**

성 분　　　물혹

상 태　　　물, 혈액, 콜로이드 등으로 구성된다.

특이점　　　거의 수술이 필요하지 않다.

일반적 치료　계속 자라면 수술 필요

갑상선암의 원인

궁극적으로 모든 암은 유전자의 변형으로 발생하는 것이지만 정확한 원인은 알 수 없다. 다만, 유전적인 결함에 방사선 과다 노출, 면역 기능 저하, 호르몬의 불균형, 환경 독소, 중금속, 만성적인 스트레스, 잘못된 식습관, 영양소의 부족, 항산화 기능의 저하 등이 복합적으로 작용하면 갑상선암이 발병한다.

갑상선암 유발 가능성을 높이는 위험 요소들

- 가족 중에 갑상선암 환자가 있는 경우
- 갑상선 결절이 이미 존재하는 경우
- 갑상선 자극 호르몬의 수치가 높은 경우
- 당뇨병이 있는 경우
- 면역력이 저하되어 있는 경우

세침 흡인 검사의 문제점

초음파 검사로 갑상선에 혹이 발견될 경우에 초음파상으로는 갑상선암인지 양성 종양인 결절인지 확실하게 구별할 방법이 없다. 초음파로 갑상선 혹을 확인하면서 주사기로 혹의 일부를 떼어 내 현미경으로 양성인지 악성인지 감별하는 조직 검사, 세침흡인 검사를 시행한다. 문제는 세침흡인 검사로도 악성인 암과 양성인 결절을 100% 정확하게 판단할 수 없다는 점이다. 실제 오진 확률이 30% 정도라고 알려져 있다.

조직 검사로도 확진할 수 없다는 사실은 결과를 초조히 기다리는 환자의 입장에서는 매우 당혹스러운 일이다. 이런 결과에 대해서 환자들은 잘 납득하지 못하는데, 세침흡인 검사의 과정을 들여다 보면 수긍이 간다. 즉, 암이 의심되는 혹에 가느다란 주사기로 매우 작은 부분을 떼어 현미경으로 판단을 하는 것인데 흡인하는 위치나 시술자의 숙련도 그리고 의사의 경험에 따라 실제와 다른 결과가 나올 수도 있는 것이다.

갑상선암일 확률이 높다는 판단만 믿고 수술대에 올랐다가 갑상선을 제거한 이후에 암이 아닌 오진으로 판명 나는 경우도 있다. 원상회복이 불가능하니 수술 여부는 신중하게 판단해야 한다. 만일 암이 아닐 가능성이 있다면 일정 기간 동안 추적 검사하는 것이 바람직하다.

방사성 요오드 치료

갑상선암이 아닌 경우 암 덩어리를 제거한 후에는 혹시 남아 있을 수 있는 암세포를 제거하기 위해 방사선 치료를 시행한다. 갑상선암의 경우에는 전신 방사선 치료는 아니지만 국소적인 방사성 요오드 치료를 시행한다. 갑상선이 요오드를 좋아하는 성질을 이용하여 고용량의 방사선을 띤 요오드를 흡입하여 갑상선 주위의 암세포를 죽인다. 전신 방사선 치료에 비해서는 덜 하지만 방사선 치료의 부작용이 나타나는 것은 당연하다.

방사능 노출로 인해 방사성 요오드가 통과하는 부위에 다양한 부작용이 생긴다. 구역질, 두통, 구토, 극심한 피로, 맛을 느끼지 못함, 여성의 경우 난소 기능 장애, 남성의 경우 고환 손상, 부종, 출혈, 골수 기능 장애, 백혈구, 적혈구, 혈소판 감소, 구강 건조증, 방사능 노출로 2차 암 발생 등의 부작용이 생길 수 있다. 미국의 통계에 따르면 방사능 요오드 치료 환자 중 7%가 다른 암이 발생하였다.

수술 어떻게 하나?

현재 발견되는 갑상선암의 70%는 1센티미터 이하 크기의 미세 유두암이다. 1센티미터 이하의 미세 갑상선암을 발견하면 즉시 수술해야 하는 걸까? 대부분 그렇지 않다. 일본의 갑상선 전문병원인 쿠마병원은 1센티미터 이하 크기의 미세 유두암은 수술하지 않고 추적 관찰한다는 결과를 발표했다. 5년 후에 암은 6.4%만 커졌으며 림프절 전이는 1.4%에 불과했다.

또 다른 갑상선 전문병원인 노구찌 병원의 연구에 따르면 0.6~1센티미터 크기의 갑상선암의 35년 후 재발률은 14%라고 한다. 즉, 1센티미터 이하의 갑상선암은 림프절전이나 피막침범이 없다면 6개월이나 1년 단위로 크기를 관찰하면서 크기가 커질 때 수술 여부를 결정하여도 늦지 않다.

- **전통적 절개술**

갑상선암의 90% 이상을 차지하는 유두암의 경우 림프절로 전이되기 쉽다. 그러므로 수술 시 암 조직 외에도 주위의 림프절, 림프관, 연조직 등을 광범위하게 제거해야 한다. 이때 전통적인 절개술이 필요하다. 수술 후에 흉터가 크게 남는 것이 단점이다.

- **내시경 수술**

겨드랑이로 내시경을 삽입하여 갑상선 절개술을 한다. 정확도가 떨어지고 림프절을 제거하기 힘들다. 0.5센티미터 이하의 양성 결절 수술에 적합하다. 직접 눈으로 확인하는 대신 내시경을 이용하므로 수술 도중에 성대 신경이나 부갑상선을 손상시킬 가능성이 상대적으로 높다. 단, 흉터는 거의 남지 않는다.

- **로봇 수술**

로봇을 사용하는 것 외에는 내시경 수술과 과정이 동일하다.

갑상선은 생각보다 중요한 기관이다

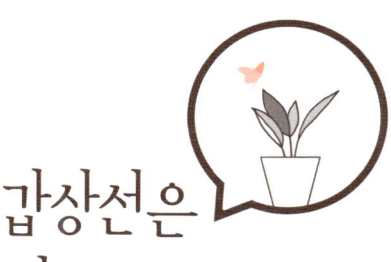

앞서 '우리 몸에서 제거해도 혹은 일부를 떼어 내도 되는 기관은 없다'고 언급했다. 그런데도 갑상선암 환자 중 상당수가 갑상선암을 치료하기 위해 갑상선 일부를 혹은 전부를 제거한다. 얼마 전에 한 가수가 텔레비전 토크쇼에 출연해서 갑상선암이 재발한 사실을 공개해 많은 관심을 불러일으켰다. 그는 갑상선암 제거 수술에 대해 상세하게 이야기했다.

"두 번째 수술을 했을 때 의료진이 심각하게 암이 전이 된 부위가 거의 성대와 붙어 있다고 말하면서 성대를 조금이라도 긁어내면 목소리가 절대로 돌아오지 않는다고 했죠. 쇳소리가 날 수 있다나요? 그런데 운이 안 좋게도 암 조직이 거기에 붙어 있었어요."

그는 만약에 내가 가수가 아니었다면 의사들은 주저하지 않고 생명을 위해 성대 부분까지 다 긁어냈을 것이라고 말했다.

"저는 꼭 노래를 해야 하는 상황이었어요. 그래서 성대 쪽은 건들이지 않고, 다른 부위만 긁었어요. 완치는 아닙니다. 노래하기 위해 성대 근처에 있는 암은 남겨 둔 상태입니다. 내 목소리는 지키고 싶어요. 지금도 방사선 치료를 받고 있습니다."

그는 한 시대의 감수성을 노래에 담아낸 가수로, 그의 팬을 자처하는 이들이 많다. 필자도 그의 노래를 즐겨 듣곤 했다. 그래서인지 갑상선 수술로 목소리를 잃을까 봐 두려웠다는 인기 가수의 고백이 더욱 안타깝게 느껴졌다.

그런데 가수가 아니었다면 성대 부분에 붙어 있는 조직까지 다 긁어냈을 거라는 말은 참으로 의미심장하게 들린다. 암으로 의심되는 작은 혹이 발견되었다고 해서 전체 갑상선과 주위 조직 모두를 제거하는 것이 과연 옳은 결정일까? 우리 몸 안에 있는 기관들 중에 중요하지 않은 기관이 있겠냐마는 갑상선은 매우 소중한 기관이다.

신진대사, 갑상선에 달렸다

신진대사라는 말은 이제 너무나 친숙해져서 그냥 우리 몸속에서 일어나는 수많은 생리 현상 중 하나라고 생각된다. 신진대사란 섭취한 영양소를 생명 활동에 필요한 에너지로 바꾸고 그 과정 중에 생긴 노폐물을 몸 밖으로 내보내는 과정을 말한다. 그러나 정확한 의미가 가슴에 와 닿지는 않는다. 쉽게 말하면 산다는 것이 바로 신진대사라고 할 수 있으며, 우리 몸 안에서 일어나는 모든 활동이 신진대사이다. 그러므로 신진대사에 이상이 생기면 건강에 이상이 생기고 무병장수할 수 없는 것이다.

갑상선은 바로 이 신진대사를 조절하는 기관이다. 목 아래에 위치한 무게 25~30그램의 작은 기관이 T4와 T3라는 호르몬을 분비한다. 갑상선은 피로나 체중 조절, 심계 항진, 수족 냉증 등 한두 가지 증상이나 기능에 관여하는 사소한 장기가 아니다. 상대적으로 매우 작지만 반대로 그 역할은 매우 다양한 소중한 기관이다.

최선의 건강을 유지하고자 하는 사람은 갑상선을 잘 관리해야 한다. 암으로 의심되는 혹이 발견됐다고 해서 서둘러 갑상선을 제거하거나 방사성 요오드 치료로 갑상선의 기능을 영원히 정지시켜 버려도 괜찮은, 그런 단순한 장기가 아니다. 그러면 갑상선 호르몬이 우리 몸의 대사에 어떤 영향을 미치는지 구체적으로 알아보자.

갑상선의 열 가지 기능

하나. 체중, 갑상선에 달렸다

갑상선 호르몬의 작용이 저하되면 당분을 에너지로 전환시키지 못하게 되므로 체중이 쉽게 늘어난다. 한 번 늘어난 체중은 운동을 하거나 다이어트를 해도 쉽게 빠지지 않는다. 또한 지방은 늘어나는데 에너지는 부족해서 늘 피로하고 추위를 잘 탄다. 반대로 갑상선의 기능이 지나치게 항진되면 이유 없이 체중이 빠진다. 잘 먹어도 체중을 유지하기 힘들며 심장이 빠르게 뛰고 에너지가 지나치게 빨리 소모된다.

둘. 콜레스테롤 문제, 갑상선이 원인?

일반적으로 많은 사람이 콜레스테롤을 건강의 적으로 생각한다. 콜레스테롤은 모든 세포막의 구성 성분이며 호르몬의 재료가 되는 매우 중요한 물질이다. 콜레스테롤이 과도해도 문제가 되지만 부족한 경우에는 심각한 문제로 이어진다.

갑상선의 기능이 저하되면 섭취한 음식을 에너지로 바꾸는 대사가 저하되어 콜레스테롤의 형태로 몸 안에 쌓인다. 특히 나쁜 콜레스테롤로 알려진 저밀도 콜레스테롤과 중성 지방이 높게 나타나는 경향이 있다. 건강 검진에서 나쁜 콜레스테롤이 높게 나온다면 적절한 조치가 필요하다. 대부분 약을 먹을 생각을 하는데 약부터 복용하는 것은 좋지 않다. 운동이나 식이 조절을 시행하도록 한다

셋. 뇌기능을 지배한다

갑상선의 기능 이상은 신체적, 심리적, 정신적 증상까지 유발한다. 우울증이

나 무기력증은 저하증의 대표적인 증상이다. 반대로 불안증, 공황 장애, 분노 등은 항진증의 대표적인 증상이며 저하증은 이 밖에 두통, 건망증, 치매 같은 다양한 뇌신경 증상을 초래한다. 두뇌는 에너지 의존성이 매우 높은 기관이다. 만약 두뇌에 에너지가 원활하게 공급되지 않으면 인지 기능과 심리 상태에 불안정을 초래하게 된다. 갑상선이 제 기능을 못하면 뇌기능에 필요한 에너지가 부족해지고 당연히 여러 가지 신경 증상이 나타날 수 있다.

넷. 갑상선 건강하면 호르몬 이상무!

우리 몸은 호르몬 체계에 의해 통제된 생리 활동이 가능해지는데 가장 중요한 네 가지 호르몬은 갑상선, 성, 스트레스, 혈당을 조절하는 호르몬 체계이다. 이상의 호르몬은 각각의 고유한 작용과 동시에 상호 간의 소통으로 서로 긴밀한 관계를 유지한다. 쉽게 말해 한 가지가 나빠지면 다른 쪽도 나빠지게 된다.

여성은 남성과 달리 호르몬 체계와 작용이 좀 더 복잡하다. 갑상선의 기능이 떨어지면 여성 호르몬이 정상적으로 대사되지 못하고 비정상적인 상태가 된다. 갑상선의 기능이 저하되면 배란이 잘 되지 않는다. 정도가 심하면 불임이나 유산으로 이어지기도 한다.

남성의 경우에도 갑상선 기능이 저하되면 성욕이 줄어들고, 발기가 잘 되지 않는다. 당연히 정자의 수가 감소하고 활동성이 떨어진다. 여성의 경우와 마찬가지로 남성의 갑상선 기능 저하도 남성 불임의 주된 원인이다 .

다섯. 더위, 추위 타는 이유

체온 유지를 위한 호르몬을 생산하는 기관은 갑상선, 부신, 생식기 등이 있다. 그중에서도 갑상선이 가장 중요한 역할을 한다. 갑상선 호르몬의 작용으로 만들어진 에너지는 일정 부분 체온의 유지를 위해 사용된다. 그런데 갑상선 기능이 저하되면? 기초 대사량이 줄어들어 몸의 중심 부위에서 가장 먼 손발부터 차가워진다. 손발의 혈액 순환이 줄어들어 수족냉증이 나타나고 중심 체온이 떨어진다. 반대로 갑상선 기능이 항진된 사람은 더위를 참지 못한다. 손발을 비롯한 전신에 땀이 지나치게 많이 흐르게 된다.

여섯. 왜 어지러운가 했더니

흔히 빈혈이 의심되면 철분 결핍을 떠올리고 일단 철분제를 복용한다. 하지만 실제로 철분 결핍으로 인한 빈혈은 그다지 많지 않다. 철분 결핍이 원인이 아닌 경우에 철분제를 과도하게 복용하면 오히려 활성 산소의 발생을 증가시켜 부작용을 유발할 수 있다. 갑상선 기능이 저하되면 에너지 부족 증상이 오게 되고 특히 에너지에 민감한 대뇌, 소뇌 등 중추신경계에 기능이 저하되어서 어지럼증을 잘 느낀다. 항진증의 경우에는 오히려 중추신경계가 지나치게 항진되어 결과적으로 어지럼증이 오게 된다.

일곱. 간만 탓하지 말라

간은 체내의 대사 과정 중에 생긴 독성 물질이나 불필요한 중간 물질, 한 번 사용된 호르몬, 중금속 등을 해독하고 걸러 혈액을 깨끗하게 하는 기능을 수행한다. 간의 해독 과정은 매우 복잡하며 각각 여러 단계를 거친다. 이때 갑상선 호르몬은 각각의 복잡한 해독 대사 과정에 관여한다. 갑상선 기능이 저하되면 독성 물질이 몸 밖으로 잘 배출되지 않게 되고 계속해서 체내에 쌓이게 된다. 반대로 간의 해독 기능이 저하되어도 갑상선 호르몬이 잘 생산되지 않아 갑상선 기능이 저하된다.

여덟. 소화가 안 되면 갑상선 의심

갑상선 호르몬은 장의 연동 운동의 속도를 조절하는 역할을 한다. 그래서 갑상선 기능이 저하되면 장 운동이 느려져 주로 변비가 생긴다. 반대로 항진되면 장 운동 속도가 빨라져 설사를 하거나 먹자마자 화장실로 달려가는 증상이 나타난다. 갑상선 기능 항진증으로 장 운동이 너무 빨라지면 영양소를 충분히 흡수할 수 있는 시간이 줄어들어 영양소가 부족하거나 체중이 잘 늘어나지 않게 되는 것이다. 또 저하증으로 장 운동이 느려지면 장 속에 해로운 세균이 번성하고 독소들이 다시 몸 안으로 재흡수가 되어 해독 기능이 저하되고 변비가 생긴다.

아홉. 탄수화물 대사

우리 몸의 모든 세포는 당분을 에너지로 바꾸어 생존한다. 갑상선 기능이 저하되면 당분을 제대로 대사하지 못하는데, 당분이 세포 안으로 잘 들어가지 못해 에너지 부족 현상이 발생한다. 세포 내에서 당분을 연소시키지 못해 에너지는 줄어드는 반면, 남아도는 당분은 콜레스테롤과 지방의 형태로 몸 안에 축적되어 고지혈증과 비만을 유발한다.

열. 갑상선 건강해야 위도 건강

위산은 소화와 면역에 매우 중요한 물질이다. 위산이 많아 문제가 되는 것보다는 부족해서 더욱 해로운 경우가 더 많다. 위산은 음식 속에 숨어있는 세균이나 바이러스를 죽이고 음식물이 잘 소화되는 형태로 녹여 준다. 또한 소화 효소들이 잘 분비되게 만들어 준다. 그런데 갑상선 기능이 저하되면 위산이 잘 만들어지지 않는다. 면역과 소화에 여러 가지 다양한 문제를 일으키게 된다.

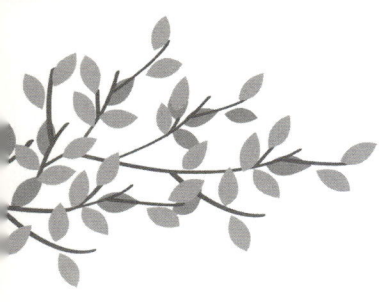

그때
무턱대고 수술했더라면

50세 직장인 여성입니다. 산부인과에 유방암 정기 검진을 받으러 갔다가 갑상선도 같이 검사를 해 보자고 해서 갑상선 초음파 검사를 받았어요. 검사를 통해 유방과 갑상선에서 각각 0.5센티미터 크기의 혹과 여러 개의 작은 물혹이 있다는 것을 알게 되었어요. 병원에서는 유방은 6개월 후에, 갑상선은 2개월 후에 다시 검사해 보자고 했죠. 2개월 후에 재검을 해야 한다고 해서 겁을 먹고 서울의 모 갑상선 전문 병원을 찾았어요. 여러 개의 아주 작은 혹 중 1개가 0.5센티미터 인데 조직 검사를 하자고 하시더군요. 악성 물질이 발견됐다고 큰 병원에 가서 수술을 받으라고 하는데 얼마나 놀랐는지! 하늘이 무너지는 것 같았어요.

일단 마음을 안정시키고 갑상선에 대해 공부부터 하기로 했어요. 갑상선에 대해 아는 것이 없어 인터넷을 검색하다가 수술이 아닌 한약으로도 치료가 가능하다는 사실을 알게 되었죠.

"혹이 작아서 충분히 치료가 가능합니다. 걱정하지 마세요."

혈액 검사, 한의학 검사, 모발 중금속 미네랄 검사, 모세혈관 검사, 영양 상태 혈액 검사 등을 통해 제 상태를 파악했고 맞춤형 한약을 조제해서 복용했어요. 원장님께서 정기적으로 약침과 해독 주사를 놔 주셨고 식단도 체크해 주셨어요. 제 몸에 맞는 비타민제와 영양 흡수를 돕는 영양제도 처방해 주셨죠.

치료를 받기 전에는 조금만 움직여도 피곤했고, 무기력한 날이 많았어요. 늘 손발이 차고 시렸고 종종 두통을 느꼈어요. 그로 인해 짜증을 많이 내기도 했죠. 그런데 한의원을 찾은 지 두 달 조금 넘었는데 증세가 사라졌어요. 몸이 좋아진 것도 중요하지만 더 좋은 것은 유방에 있던 물혹과 갑상선에 있던 여러 개의 혹이 거의 다 없어졌다는 거예요. 아직 한 개는 남아 있는데 아주 미세하게 작아졌다고 해요. 꾸준하게 한약을 복용하고 식이 요법을 병행하면 미세하게 남아 있는 혹도 없어질 거라고 믿어요. 덜컥 수술부터 하지 않은 게 얼마나 다행인지 몰라요.

갑상선에 혹이 있다고 걱정하지 않아도 돼요. 수술하지 않고도 치료가 가능하다는 사실을 더 많은 분이 아셨으면 좋겠어요.

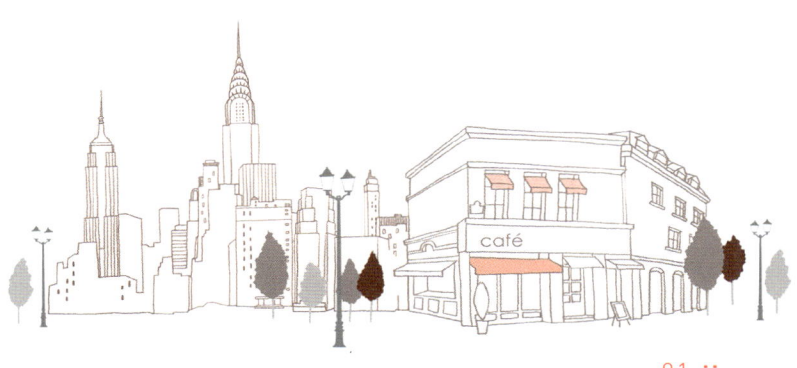

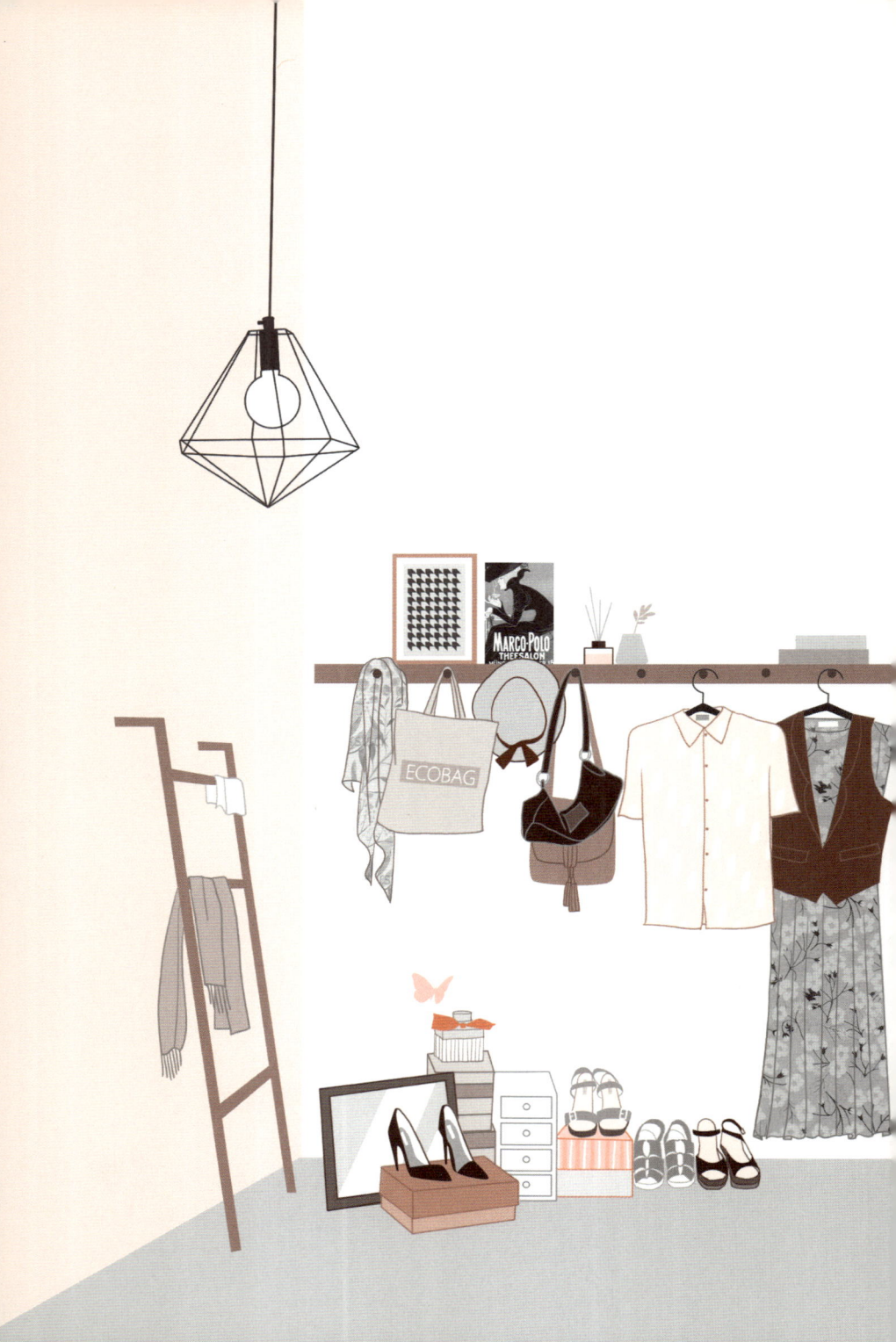

PART 3
갑상선 미녀 되기 프로젝트

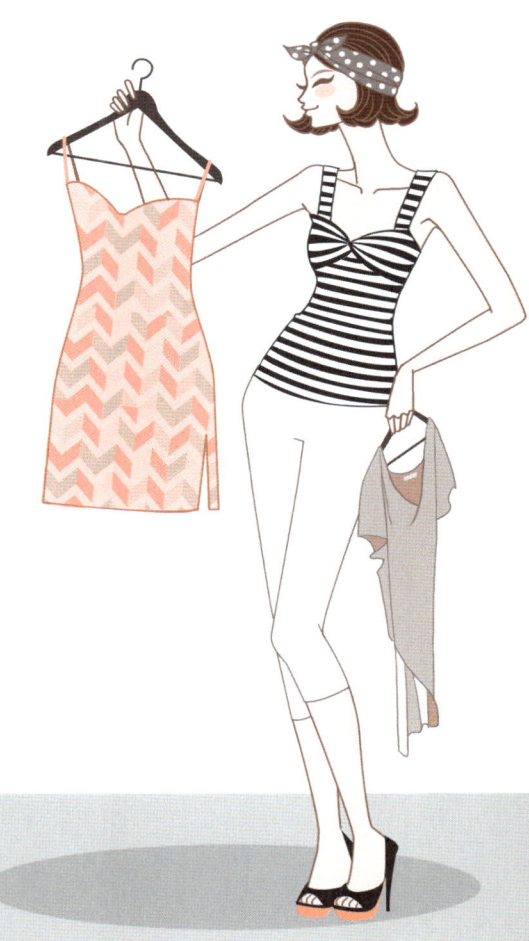
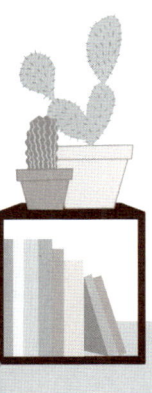

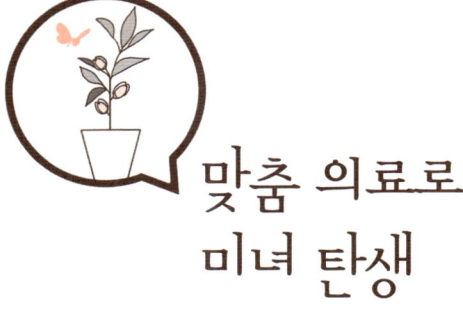
맞춤 의료로
미녀 탄생

의학에 아무런 관심이 없는 사람이라도 '맞춤 의학'이라는 단어를 한 번은 들어 보았을 것이다. 그렇다면 맞춤 의학은 무엇인가?

미국과학기술자문위원회는 맞춤 의학을 이렇게 정의했다.

'개인들을 특정 질병이나 특정 치료에 대한 반응에 관한 감수성(susceptibility)이 다른 하위 집단으로 분류하여 각 환자의 개별적 특성에 맞춘 의료 치료를 제공하는 것'

언뜻 듣기에 복잡해 보이지만 '환자의 개별적 특성에 맞춘 의료 치료를 제공하는 것'이라는 대목에 조금 더 집중하면 그 의미를 파악하기 쉬울 것이다. 앞서 필자는 환자 개개인의 특성을 고려하지 않고 동일한 치료법과 약물을 적용하는 서양 의학의 치료법에 대해 이야기한 바 있다. 서양 의학의 눈부신 발전과 성과에 대해 폄하하려는 것은 아니다. 하지만 서양 의학의 한계는 빛나는 업적과 별개로 이야기되어야 한다. 공격적인 치료와 건강을 해치는 약물 그리고 그에 따른 심각한 부작용에 대해서는 서양 의학 내부에서도 반성의 목소리가 점점 높아지고 있다.

서양 의학의 가장 큰 취약점은 약물 반응에 대한 개인의 차이를 심각하게 고려하지 않는다는 점이다. 예를 들어 혈압약이 새롭게 개발되고 시판된다는 것은 약이 지닌 모든 종류의 효능이 사용 승인을 받았다는 것을 의미한다. 서양 의학에서는 인삼이 개인의 체질에 따라서 혈압을 올리기도 하고 내리기도 하는 것은 상상도 할 수 없는 일이다. 그러나 인삼은 복용한 환자의 체질에 따라 혈압을 올리기도 하고 내리기도 하는 효능을 한다.

게놈 프로젝트(인간 유전자 지도 프로그램) 완성 이후 개인의 유전자는 지문과 같이 개개인의 고유한 유전적 차이를 드러낸다는 것이 밝혀졌다. 유전적 차이의 범위는 우리가 이제까지 생각해 왔던 것보다 훨씬 크고 다양하다. 즉, 인간은 한 사람 한 사람이 서로 다른 특수한 존재다. 약물에 대한 감수성이나 부작용도 마찬가지다.

갑상선 기능 항진증 치료제로 널리 처방되는 메티마졸의 경우를 보자. 메티마졸은 기존의 항진증 치료제인 안티로이드의 부작용을 보완하기 위해 개발됐다. 환자에 따라서는 부작용이 나타나기도 하는데 피부 가려움증과 간독성이 대표적이다. 이런 현상이 생기는 원인은 개개인의 해독 능력의 차이, 즉 유전자의 특수성 때문이다.

똑같은 약물을 복용해도 어떤 사람은 약물이 잘 듣지만 어떤 사람에게는 효과는커녕 부작용만 나타날 수 있다. 이런 경우 의사들은 환자의 특이한 체질을 탓한다. 하지만 그보다는 사람의 얼굴과 성격이 제각각이듯 인간에겐 저마다의 고유한 유전적 특징이 있다. 그런 이유로 약물에 대한 반응도 천차만별임에 주목해야 한다. 맞춤 의학은 이러한 개개인의 고유한 유전적 특징을 인정하는 데서 출발한다.

맞춤 의학이 새롭게 등장한 개념인 것 같지만 사실은 그렇지 않다. 한의학에서는 아주 오래전부터 맞춤 의학의 개념을 치료에 접목시켜 활용해 왔다. 가장 대표적인 예가 이제마의 사상 체질 의학이다. 사상 체질 의학은 구한말 철학자이자 의학자인 이제마 선생이 보통 사람이 성인이 되기 위해 조화로운 삶을 살아가는 방법으로 제시한 이론이다. 그가 펴낸 《동의수세보원》을 보면 사상 체질 의학에 대한 서술이 실려 있다. 그는 이 책에서 사람들은 태양, 소양, 태음, 소음 네 가지 체질을 갖고 태어나며, 이는 얼굴 모습(이목구비)과 체형(폐비간신의 크기)으로 구분된다고 밝혔다. 사상 의학의 뿌리를 중국 의학의 고전인 《황제내경》에서 찾기도 하지만 우리 한의학의 독특한 이론으로 근래 들어 국제 심포지엄이 열리는 등 외국에서도 깊은 관심을 보이고 있다.

갑상선 질환의 해답, 맞춤 의료

갑상선 치료에 있어서도 서양 의학의 한계는 분명히 드러난다. 서양 의학에서는 갑상선 기능 항진증에는 갑상선 호르몬의 생산을 억제하는 메티마졸이나 안티로이드를 처방한다. 반대로 갑상선 기능 저하증에는 신지로이드를 처방하고 결절이나 갑상선암의 경우에는 각각 고주파 치료를 하거나 수술로써 암을 제거한다. 하지만 이 모든 치료는 갑상선 질환의 근본 원인이 되는 면역 이상을 치료하는 것이 아니다. 드러난 현상만을 치료하는 대증 요법이다.

특히, 갑상선 기능 항진증이나 저하증의 경우에 원인을 치료하지 못하기 때문에 약물 복용을 중단하지 못하고 건강을 회복시키지도 못하는 경우가 허다하다. 그리고 호르몬 수치는 정상 범위로 회복되더라도 항진증이나 저하증의 증상은 호전되지 않는 경우가 많다. 모든 갑상선 질환은 면역 질환으로 봐야 한다. 호르몬의 이상은 결과일 뿐 그 근본 원인은 면역 체계의 불균형이다.

체질 의학의 관점에서 볼 때 항진증은 체질적으로 열이 많고 대사가 왕성하며 성정이 활발한 태양인이나 소양인들에게 흔히 발생한다. 반면에 갑상선 저하증은 몸이 차고 대사가 저하되고 성격이 소극적인 태음인이나 소음인에게 흔히 발생한다.

사상 의학을 중심으로 개인의 체질에 따라 효능이 있는 한약재를 처방하면 기존의 치료법으로는 기대할 수 없던 효과를 볼 수 있다. 이는 단순히 호르몬 수치를 억지로 유지시키는 것이 아니라 갑상선 기능 이상의 뿌리가 되는 면역 체계의 불균형을 근본적으로 해소한다. 항진증과 저하증뿐 아니라 그레이브스병과 하시모토 갑상선염을 근본적으로 치료할 수 있다.

정상화 물질이 면역 이상을 치료한다

정상화 물질(Adaptogens)은 1947년에 러시아의 과학자인 라자레브(N. V. ev) 교수가 처음 발견했다. 그는 약초에 존재하는 정상화 물질에 대해 다음과 같이 밝혔다.

"인체의 생리 기능이 정상적인 상태를 벗어날 경우에 비정상적인 상태로 발전되는 것을 방지하면서 동시에 정상적인 상태로 회복시키는 역할을 한다."

이후 1958년, 브레크먼(I. I. Brekhman) 박사는 정상화 물질을 '인체에 무해하면서도 질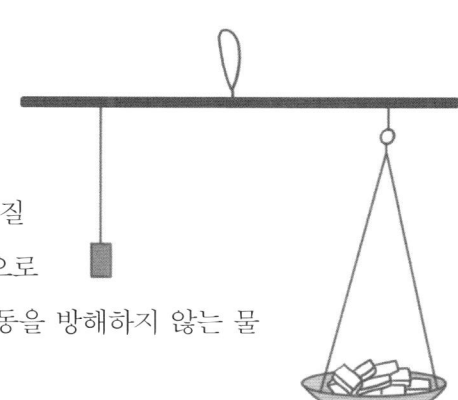
병이 발전하는 반대 방향으로
작용하며 정상적인 생리활동을 방해하지 않는 물질'이라고 정의했다.

이러한 작용을 가진 성분은 이후 다양한 약초에서 발견되었다. 그리고 약초를 연구하는 학자들이 약초의 성분 중에는 과도하게 항진된 기능은 억제하고 저하된 기능은 활성화시키는, 즉 생리 기능을 정상적으로 회복시키는 기능이 있음 밝혀냈다. 초기에 서양 의학을 전공하는 학자들은 이러한 물질의 존재를 인정하지 않았다. 하지만 현재는 많은 한약재에 포함된 정상화 물질의 존재를 인정하며 이에 대한 연구가 매우 활발하다.

정상화 물질의 대표적인 예가 앞서 언급한 인삼이다. 앞으로 인삼을 고혈압 약이나 저혈압 약이 아닌, 정상화 약물로 봐야 한다. 이러한 정상화 기능을 가진 약재에는 오미자, 감초, 황기, 영지를 비롯하여 덩굴차, 표고버섯 등의 허브와 다수의 채소와 과일이 있다. 정상화 물질은 항산화, 항노화 기능과 해독과 간 보호, 면역 조절, 혈당 조절, 식욕 조절, 강장, 빠른 치유 능력, 수면 조절, 불안 억제, 집중력 증강 등 인체의 모든 중요한 생리 기능에 효능이 있다.

하시모토 갑상선염이나 그레이브스병과 같은 자가 면역 질환은 신지로이드나 메티마졸로 치료되지 않는다. 현재까지 서양 의학에서는 이들 질병을 근본적으로 치료할 약물이나 치료법이 없다. 정상화 물질은 하시모토 갑상선염, 그레이브스병, 결절과 갑상선암의 발생 원인 이라고 할 수 있는 면역과 호르몬의 불균형을 정상적으로 회복시킨다. 이뿐만이 아니라 스트레스를 해소하고 해독 기능을 강화시켜서 모든 갑상선 질환을 근본적으로 치료해 준다.

더 이상 수술이 대세 아닌 이유

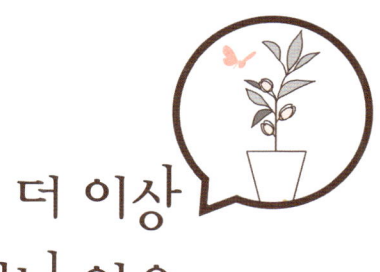

경희 씨는 만 45세 여성이다. 건강 검진을 받다가 한쪽 갑상선에 8밀리미터짜리 유두암이 있다는 것을 알게 됐다. 그녀는 의사의 권유에 따라서 수술을 받았다. 수술 전에 의사는 경희 씨에게 이렇게 말했다.

"갑상선을 한쪽만 뗄 수도 있고요. 상황에 따라서 달라집니다. 피막 침범이 있거나 림프절 전이가 있으면 모두 뗄 겁니다."

경희 씨는 갑상선이 사라진다고 생각하면 무서웠지만 암을 그냥 두는 것보다는 수술을 받는 것이 안전할 것 같았다. 그녀는 수술에 동의했다.

그녀는 결국 림프절에 전이가 있어 갑상선이 모두 없어졌다는 사실을 전해 들었다. 그 말을 들은 경희 씨는 슬프고 절망스러웠다. 하지만 이내 마음을 추스렸다.

'그래도 암을 발견한 게 어디야. 전이된 부분을 다 제거했으니까 이제 깨끗해.'

그리고 수술이 잘 되었다는 의사의 말에 고맙다는 인사까지 했다. 경희 씨는 정말 의사에게 고마워해야 하는 걸까?

지난 2009년 미국갑상선학회는 1센티미터 이상의 갑상선암은 갑상선을 모두 절제할 것을 권유했고 1센티미터 이하라 하더라도 모두 절제할 수 있다는 내용의 가이드라인을 배포했다. 그러나 2014년 10월 전문가에게 배포된 개정 가이드라인은 다르다. 1센티미터 이하의 갑상선암은 지켜봐도 좋고, 1~4센티미터까지의 암은 한쪽만 떼도 좋다는 내용을 담았다. 이는 1센티미터 이하의 암은 18년간 지켜봐도 사망률이 거의 0%라는 논문에 근거한다. 이러한 미국갑상선학회의 새로운 수술 가이드라인에 의하면 경희 씨의 경우, 불필요한 수술을 받았을 가능성이 높다.

수술의 절대 기준은 없다

필자는 2013년 7월에 캐나다 토론토에서 열린 제2회 국제 갑상선암 컨퍼런스(WTCC)에 참관한 적이 있다. 대부분이 갑상선암 수술 전문의들이었다. 한의사는 필자가 유일했다. 갑상선암 학술 대회의 특성상 임상적으로 논란이 되는 주제들의 발표가 주를 이루었다.

필자가 컨퍼런스에 참가한 이유는 두 가지였다. 첫째는 모호한 갑상선암 수술 기준에 대한 의문을 풀고자 하는 것이었고, 둘째는 수술하지 않고 추적관찰 기간을 가질 때 암을 관리하는 지침이 있는가에 대한 궁금증 때문이었다. 일반적으로 갑상선암의 경우 1센티미터 미만의 암은 추적관찰을, 1센티미터 이상의 암은 전절제 혹은 반절제를 하는 것이 세계적으로 인정된 가이드라인이다.

매우 합리적인 것처럼 보이지만 갑상선이란 중요한 장기의 운명을 결정하는 기준이 너무 모호해 보였다. 매우 크거나 작은 경우에는 쉽게 판단할 수 있겠지만 만약 0.9센티미터의 갑상선 유두암인 경우와 1.1센티미터의 경우에는 어떻게 해야 할까.

이 주제와 관련해서 이탈리아에서 온 한 교수의 주제 발표가 있었다. 교수는 환자의 이력부터 소개했다. 환자의 나이는 67세, 암의 크기는 4.7센티미터였다.

"이 여성에게 수술이 반드시 필요할까요?"

필자는 컨퍼런스에 모인 의사들의 의견이 궁금했다. 우리나라에서는 4.7센티미터 크기의 암이라고 하면 이런 논의조차 없이 수술을 해야 하기 때문이다. 심지어 0.5센티미터, 0.4센티미터의 작은 암도 수술하는 경우가 있을 정도다.

그런데 놀랍게도, 컨퍼런스에 참석한 의사들 중 30~40%가 수술에 반대한다는 의견을 내놓았다. 놀라지 않을 수 없었다. 그들은 왜 수술을 하지 않아도 된다고 판단을 내린 것일까. 수술에 반대한 의사 한 명이 이렇게 대답했다.

"나이와 합병증, 전이 여부에 미루어 볼 때 수술하지 않는 게 낫다고 생각합니다. 고령이라 수술과 출혈에 대한 부담이 큽니다. 수술 이후의 부작용이나 삶의 질이 떨어지는 것도 고려하지 않을 수 없죠. 저라면 수술을 권유하지 않을 것입니다."

필자는 어떤 의사를 만나는가에 따라서 그리고 의사가 어떤 판단을 내리는가에 따라서 한 사람의 인생이 달라질 수 있다는 것을 그 자리에서 확인했다.

컨퍼런스의 요약집에는 이러한 내용이 일목요연하게 명시되어 있다.

'작은 암에서는 절제 범위를 일률적으로 정해 놓고 수술하지 말고 환자와 상의해 절제 범위를 정할 것을 권고한다. 여기에는 일부분 절제술이 포함되는 것은 물론이다.'

이제 무조건적인 수술을 권하지 않는 것이 세계적인 대세로 자리 잡았다. 다행히 우리나라에서도 최근에 와서 과잉진료와 전절제 수술이 남발하는 현상에 대해 문제 제기를 하고 있다. 그런데 의사들은 이러한 의견을 받아들이지 않는다.

컨퍼런스를 참관한 후에 필자의 결론은 다음과 같다.

1. 갑상선암의 진단에 있어서 초음파 검사, 암 조직을 떼서 현미경으로 검사하는 세침흡인검사 그리고 최근에 개발된 유전자 돌연변이 검사(BRAF 600)로는 갑상선암을 확진할 수 없다.
2. 갑상선암은 단지 전이의 위험이 있다는 이유만으로 수술을 우선시하거나 절대시할 수 없다.
3. 따라서 갑상선암의 수술은 전이의 위험성보다는 환자의 삶의 질을 고려해야 한다. 특히, 1센티미터 이하의 유두암의 경우에는 수술보다 추적관찰이 우선되는 것이 좋다.

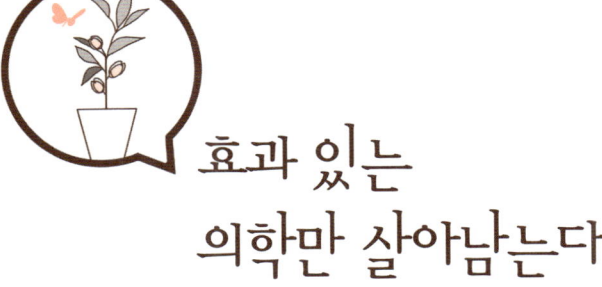
효과 있는
의학만 살아남는다

 2003년 권위 있는 학술지인 〈브리티시 메디컬 저널(British Medical Journal)〉에는 다음과 같은 내용의 편집자 논평이 실렸다.
 '오늘날 진료실에서 매일 환자를 대하는 의사들의 가장 큰 고민은 그들을 찾는 환자들의 질병이 세균이나 바이러스에 의한 것이 아닌 원인이 불분명하고 때로는 알 수 없는 증상으로 구성되어 있다는 것이다.'
 이 말의 의미는 무엇일까? 질병의 원인이 뚜렷하고 특히 그 원인이 세균 등의 미생물에 의한 것이라면 서양 의학을 전공한 의사들은 짧은 시간 안에 매우 효율적으로 질병을 치료할 수 있다. 하지만 질병이 다양한 환경적 요인들에 의해 발생했고 원인조차 불분명할 때 그들은 신속하고 효과적으로 치료하지 못했다.

이러한 경우에 의사들은 환자가 호소하는 증상이 완화되거나 검사 결과가 정상으로 나오는 수단을 선택한다. 대증 치료를 하는 것이다. 그러나 대증 치료만으로는 만성 질환을 근본적으로 치료할 수 없다. 대증 치료와 동시에 근원적인 발병 원인을 해결해야 한다.

하지만 근본적인 발병 원인을 해결한다는 것이 그리 간단한 문제가 아니다. 개개인의 유전적 특징, 의식주 환경 등 모든 문제를 고려해야 하기 때문이다. 그러므로 실제 의료 현장에서는 근본 치료를 시도조차 해 보지 못하고 임시방편적인 대증 치료가 보편적으로 시행된다.

지난 세기는 서양 의학의 황금기였다. 인류를 위협하던 치명적인 세균은 더 이상 위협이 되지 못한다. 사소한 실수로도 목숨을 잃어야 했던 각종 사고나 손상을 걱정할 필요가 없으며 가족 간에 혹은 모르는 사람들끼리도 장기 이식이 가능하다.

하지만 21세기에 진입한 오늘날 골칫거리가 되는 질병은 20세기의 그것과는 전혀 다른 형태를 띤다. 원인이 불분명한 만성적인 염증성 질환, 즉 자가 면역 질환, 대사성 질환, 각종 암이 여기에 해당된다. 현대 의학이 지난 세기 세균과의 전쟁에서 완전한 승리를 선언하고 있는 동안에 21세기 만성 염증성 질환은 이미 현대인의 질병의 80% 이상을 점령했다. 전체 의료비 지출로 따지면 90% 이상을 차지하게 되었다. 이제 현대 의학은 수술과 특효약이라는 지난 세기의 패러다임을 더 이상 고집하기 어려워졌다. 원인이 불분명하고 만성적으로 진행되는 염증성 질환에 대한 새로운 치료 패러다임을 제시해야 할 기로에 있는 것이다.

새로운 패러다임, 기능 의학

기능 의학(Functional Medicine)은 잘 낫지 않는 만성 난치성 질환을 새롭게 인식하고 단순히 수술과 약물이 아닌 보다 효과적인 치료 방법을 찾아내기 위한 목적으로 탄생했다.

기능 의학을 실천하는 의사들은 환자들의 증상과 혈액이나 영상 등 검사 결과만으로 진단하거나 처방하지 않는다. 그보다는 증상을 초래하게 된 근본적인 불균형, 생리 현상, 환경적인 요인, 환자의 유전적인 특징을 먼저 살핀다. 기능 의학에서는 환자의 잘못된 생활 습관의 교정, 생활 환경의 개선을 통해 부조화된 기능을 회복하는 것이 매우 중요하다. 기능 의학의 치료 목적은 단기간에 증상을 호전시키는 것이 아니라 질병의 근본 원인을 찾아내고 해결하는 데 있기 때문이다.

- **기능 의학의 치료 원리**
- 개인의 유전적 특징, 환경의 차이를 고려한 맞춤 의학을 추구한다.
- 환자의 질병보다는 질병을 앓고 있는 환자를 중심으로 사고한다.
- 환자의 육체적·심리적 상태에 영향을 미치는 내적, 외적 요인을 치료 과정에 반영한다.
- 장기나 기관을 따로 인식하기보다는 복잡한 상관성을 생각한다. 인체를 전체적인 관점에서 인식한다.
- 건강이란 단순히 질병이 없는 상태가 아니다. 몸과 마음의 모든 기능이 생리적인 균형과 최적의 상태를 유지하는 것을 치료 목표로 삼는다.

질병을 일으키는 일곱 가지의 실제적인 불균형에 대해서도 알아보자

1. 호르몬과 신경 전달 물질의 불균형
2. 면역 기능 이상
3. 소화와 흡수 기능 이상
4. 세포 단위에서부터 척추에 이르기까지 구조적인 불균형
5. 스트레스에 의한 심리적 불균형
6. 해독 기능 이상
7. 산화와 환원의 불균형과 미토콘드리아의 기능 이상

모든 질병은 이상의 일곱 가지 불균형이 복잡하게 얽힌 결과다. 불균형이 해결되면 수술이나 약물 없이 질병은 근본적

으로 소멸된다.

이미 수십 년 전에 대체 의학의 선구자는 이런 말을 남겼다.

"21세기에는 현대 의학, 한의학, 대체 의학이라는 구분 자체가 의미가 없는 시대가 될 것이다. 21세기에 생존하는 의학은 오직 치료 효과가 있는 의학이다."

즉, 환자들에 의해 치료 효과가 있는 것으로 증명되는 의학만이 살아남는다는 뜻이다. 이미 세상은 국경이 무의미한 글로벌시대가 되었고 학문 간의 영역은 점차 그 벽이 사라지고 모든 정보는 공개되어 있다. 특정한 의료의 치료 결과는 누구나 손쉽게 얻을 수 있다. 치료 효과 역시 쉽게 비교해 볼 수 있다.

당신의 주치의, 건강합니까?

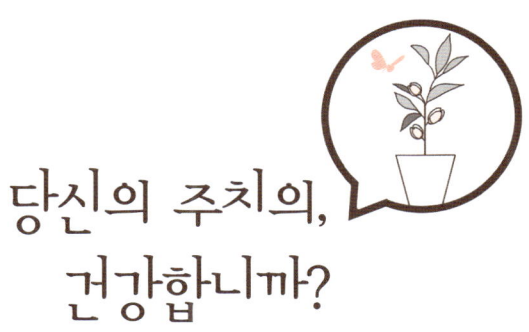

　현대의 의료 소비자들은 현대 의학의 많은 문제점이 있음에도 현대 의학적인 치료 패러다임을 거의 절대적으로 신뢰한다. 이는 지난 세기 현대 의학의 업적이 너무나 뛰어났기 때문이며 만성 난치성 질환도 조만간 확실한 해결책을 제시해 줄 것이라고 믿기 때문이다.

　하지만 많은 전문가가 현대 의학이 현재의 패러다임을 바꾸지 않는 한 이런 일은 일어나지 않을 것이라고 말한다. 지금까지의 현대 의학의 패러다임은 질병을 일으키는 한 가지 원인이나 외부적인 원인을 찾는 데만 주목하고 누구에게나 효과가 있는 약물을 찾아서 처방하는 방법에 의지하기 때문이다.

예를 들어 폭발적으로 증가하는 갑상선 기능 이상의 경우 개개인의 특성이나 환경에 대한 고려 없이 특정한 약물로 호르몬의 이상을 정상화시키는 것을 목표로 삼는다. 그러므로 약물을 중단하지 못하고 중단하면 쉽게 재발한다.

메리 J. 쇼먼은 〈뉴욕타임즈〉가 선정한 베스트셀러 작가이자 유명한 포털인 어바웃닷컴(about.com)의 갑상선 분야 책임자다. 미국에서 가장 방문자 수가 많은 갑상선 질환 관련 웹사이트 'www.thyroid-info.com'의 운영자이기도 하다.

그녀는 인터넷을 통해 갑상선 환자들에게 필요한 진단과 치료, 건강에 대한 새로운 정보를 제공한다. 그 내용을 살펴보면 일반적으로 환자들이 의사들에게 듣는 내용과는 사뭇 다르다. 현대 의학의 갑상선 치료가 환자들의 요구와 동떨어져 있기 때문이다. 병원에서의 갑상선 치료가 효과적이고 환자들을 충분히 만족시킨다면 세계의 갑상선 환자들이 의료인이 아닌 그녀가 운영하는 사이트로 몰려들 이유가 없다.

그녀가 갑상선 질환에 대한 책을 쓰고 정보를 제공하는 웹사이트를 운영하게 된 계기는 바로 자신이 하시모토 갑상선염에 의한 갑상선 기능 저하증 환자로 장기간 투병했기 때문이다. 이때 그녀는 정보가 없어 고생하거나 잘못된 치료로 고통받는 환자들에게 제대로 된 정보를 제공하겠다고 결심했다고 한다.

(…중략) 내가 처음 갑상선 기능 저하증 진단을 받았을 때까지만 해도 나는 갑상선의 역할은 물론, 위치조차 제대로 모를 만큼 갑상선에 대해서 아는 것이 없었다.

혈액 검사 결과를 보러 갔을 때, 의사는 갑상선 기능이 조금 저하되어 있다면서 몇 달간 신지로이드를 복용하면 증상이 많이 호전될 거라고 했다. 그래서 의사가 처방을 해 준 대로 신지로이드를 복용했지만 증상은 조금도 나아지지 않았다.

자고 일어나면 머리카락이 빠져 있었고 피곤했다. 온몸의 근육이 계속 쑤시고 아팠다. 안구는 건조해지고 충혈되었으며 손발은 저리고 감각은 무뎌져 갔다. 생리는 불규칙해지고 양이 많아졌으며 두통은 계속되었고 피부는 점점 거칠어졌다. 이런 증상과 함께 우울증도 생겼다.

(…중략) 나는 다시 의사를 만나 나의 복잡한 증상들이 갑상선 기능과의 연관성에 대해 질문했으나 의사는 '관계가 있을 수도 있고, 없을 수도 있다'라고 애매하게 대답했다. 나는 의사의 답변에 매우 실망했고 나의 복잡한 증상과 갑상선의 연관성에 대해 확실하게 알고 싶어 정보를 수집하기 시작했다.

그 과정에서 나는 이 증상들이 갑상선 기능 저하증에 의한 것이라는 사실도, 저하증의 가장 큰 원인은 자가 면역 질환인 하시모토 갑상선염이란 사실도, 하시모토 갑상선염이 있으면 류마티스와 같은 무서운 자가 면역 질환을 앓을 위험이 높아진다는 사실도 알게 됐다.

나는 즉시 갑상선 전문의를 소개받았다. 전문의에게 하시모토 갑상선염 진단을 위해 자가 면역 항체 검사를 해 줄 것을 요구했다. 갑상선 전문의는 항체 검사는 가능하지만 항체 검사 결과가 어떻게 나오든 처방약은 같을 텐데 왜 비싼 검사를 하느냐는 다소 황당한 대답을 했다.

우여곡절 끝에 항체 검사를 했고 나의 예상대로 자가 면역 질환인 하시모토 갑상선염이라고 결과가 나왔다. 자가 면역 질환인 하시모토 갑상선염을 서양 의학에서는 치료 방법이나 약이 없다는 사실을 알게 되면서 나는 무의미한 약물치료를 받지 않았다.

대신 하시모토 갑상선염을 제대로 치료하기 위해 많은 노력을 했다. 식이 요법을 바꾸었고 비타민, 미네랄, 한약재, 허브 등을 먹기 시작했다. 운동과 요가 등으로 스트레스를 조절했으며 생활 환경의 유해한 독소를 제거했다. 심지어 마시는 물까지도 바꾸었다.

-메리 J. 쇼먼, 《자가 면역 질환과 함께 살아가기(Living Well with Autoimmune Disease)》 중에서

우리에게 주치의란?

할리우드의 명배우 안젤리나 졸리가 유방 절제 수술에 이어 난소암 예방 차원에서 난소를 제거하는 수술까지 받았다. 그녀는 수술을 결심한 이유와 현재 자신의 건강이 어떠한지에 대해 〈뉴욕타임스〉에 기고했다.

'2007년 어머니가 10년간의 난소암 투병 끝에 사망했다. 유

전자 검사를 통해 나에게 여성암을 유발하는 BRCA1 유전자가 존재한다는 사실을 알았다. 의사는 내가 유방암에 걸릴 확률이 87%, 난소암에 걸릴 확률이 50%라고 추정했다. 유방 절제술을 받은 지금은 확률이 5%로 떨어졌다.'

그녀는 유방 절제술을 받은 것에 만족한다고 밝혔다. 유방암 예방 수술에 이어 난소암 예방 수술을 결정하게 된 것은 주치의로부터 받은 한 통의 전화 때문이었다고 한다. 졸리는 당시의 통화 내용을 공개했다.

"주치의가 CA-125 수치는 정상이라고 말했다. 하지만 혈액 속에 초기 암 증상을 유발시키는 다수의 염증이 존재한다며 난소암 진단을 받을 것을 권유했다. 주치의가 말하길 내가 난소암에 걸릴 확률은 50~75% 정도라고 한다. 나는 숨이 멎을 것 같은 충격을 느꼈다."

여기서 말하는 CA-125 수치는 혈액 속에 포함된 단백질 양을 측정한 것으로 난소암 유무를 측정하는 요소 중 하나다.

졸리는 결국 난소를 절제하는 수술을 받았다. 난소 한쪽에 작은 양성 종양 즉 암 조직의 흔적이 발견됐기 때문이다. 졸리는 기고문에 수술 후 자신이 더 여성스러워진 느낌이라고 밝혔다. 또 자신은 아이들이 "엄마는 자궁암으로 돌아가셨어"라는 말을 절대 하지 않을 것이라고 자신했다.

졸리의 유방, 난소 제거에 대해서는 찬반 의견이 분분하다.

한쪽에서는 암에 적극적으로 맞선 그녀의 용기에 박수를 보내고 있다. 반면 다른 한쪽에서는 아직 멀쩡한 기관을 없애는 것은 암의 예방이 아니라 어리석은 행위라고 비난하고 있다. 어느 쪽의 의견이 옳고 그른가를 따지기 이전에 중요한 것은 그녀의 영향력이다. 졸리는 세계적으로 수많은 팬을 거느린 유명인이다. 그래서 그녀의 일거수일투족은 팬들의 관심을 얻는다. 그녀의 패션이 유행을 불러오듯 그녀의 선택도 대중이 지금보다 더 쉽게 의료 행위에 접근하는 데에 기여할 것이다.

얼마 전까지만 해도 한 사람의 유전자 지도를 해독하는 데는 엄청난 비용이 들었다. 부자나 시도할 수 있는 검사였다. 하지만 기술의 발달로 누구나 손쉽게 자신의 모든 유전자 정보를 알 수 있게 됐다. 졸리의 선택은 이러한 추세를 타고 대중적인 유행을 불러 일으킬지도 모른다.

이유야 어찌 됐건 국가적인 차원에서 이러한 흐름을 주도하는 국가도 늘고 있다. 우리나라도 예외가 아니다. 한동안 우리 사회를 떠들썩하게 했던 황우석 사태 이후에 줄기세포 연구가 뒤쳐질까 우려의 목소리가 높아졌다. 또 차세대 먹거리를 개발하기 위해 줄기세포 연구에 관환 규제를 완화해야 한다는 주장이 점점 더 힘을 얻어가고 있다. 미래 산업에 투자를 아끼지 않아야 한다는 점에는 반대할 이유가 없다. 그러나 이러한 연구가 막대한 사업성과 관련이 있음은 부인할 수 없는 사실이다. 이것이 의학의 발전이며 현대 의학이 추구하는 지향점인가 하는 문제에 대해 필자는 회의적이다. 인간의 건강이나 행복보다는 돈이 우선되는 풍조는 단순한 우려가 아니다. 이미 우리가 생각하는 것 이상으로 만연해 있다. 이것은 조금만 주의 깊게 살펴보면 알 수 있다.

필자는 얼마 전 미국에서 열린 기능 의학 연례학술대회에 참석했다. 주제는 유전자 의학에 관한 것이었다. 인간의 건강과 질병에 있어서 유전적인 결함과 후천적인 환경 중에서 어떤 것이 더 중요한 역할을 하느냐에 관해 의견이 분분했다. 컨퍼런스 기간 내내 열기가 뜨거웠다.

게놈 프로젝트 이후 유전자의 변이와 암을 비롯한 각종 질병과의 연관성을 찾아내기 위한 연구가 활발하게 진행됐다. 하지만 각종 난치성 질환을 어느 한 가지라도 확실하게 정복했다는 소식은 아직까지 듣지 못했다. 도리어 연구의 성공이나 상업적인 응용에만 집착한 나머지 안전성이나 윤리적인 측면을 등한시하고 과장된 성과를 서둘러 발표하는 사례가 종종 발견된다. 논란 속에서도 유전자 의학은 브레이크 없는 기관차처럼 앞으로만 달려가고 있다. 기능 의학회에서는 다른 관점에서 유전자 의학을 바라보자는 취지로 학술대회를 개최한 것이었다.

이번 학회에서 발표된 바에 의하면 난치병을 일으키는 유전자는 건강한 사람이나 난치병 환자, 누구에게나 존재한다는 것이다. 다시 말해 암이나 자가 면역 질환과 같은 난치병을 앓는 사람들만 유전적 결함이 있는 것이 아니다. 올림픽의 금메달리스트와 같이 최상의 건강을 유지하는 사람들도 난치병을 일으키는 유전자는 존재한다. 그렇다면 어떤 사람은 젊은 나이에 난치병을 앓아서 단명하기도 하고 어떤 사람은 건강하게 무병장수 하는데 그 차이가 어디서 오는지 의문이 든다.

 열쇠는 바로 건강한 생활 습관에 있다. 해답이라 하기에는 너무나 평범해서 대단한 유전 공학적 치료법을 상상한 독자라면 허탈감을 느낄지도 모른다. 하지만 진리는 늘 가까운 곳에 있는 법이다. 우리가 매일 건강한 의식주를 유지하면 몸속에 불치병의 유전자가 있더라도 건강한 삶을 유지할 수 있다. 반대로 건강하지 못한 생활 습관을 버리지 못하면 질병 유전자가 활동을 개시하고 어느 시간이 지난 시점에서 아프기 시작된다.

 이러한 원리는 이미 만성 난치성 질병을 앓고 있는 환자들에게도 그대로 적용된다. 만성 질환을 진단 받은 그날부터라도 건강한 생활 습관을 실천해야 한다. 치료까지 상당한 시간이 걸릴 수는 있다. 하지만 만성 질환이 악화되는 것을 멈출 수 있고 동시에 몸 안에서부터 진정한 치유가 시작된다.

 이렇게 보면 졸리의 선택은 정말 성급하고 바보스러운 것이 아닐 수 없다. 그녀는 자신의 몸을 스스로 치유할 수 있는 기회와 권리를 포기했다. 이후에 또다시 유전자 검사를 받아 다른 암에 연관된 유전자가 나타난다면? 난치병 유전자가 발견될 때마다 장기를 하나씩 제거할 수는 없는 노릇이다.

명의가 없는 시대

현대는 '명의가 사라진 시대'라고 한다. 과거에 없던 첨단 검사법과 약물이 개발되는데 무슨 소리냐고 반문할 독자도 있을 것이다. 하지만 현실은 그렇지 않다. 지나치게 검사 결과에만 의존해서 의사의 소신이나 판단이 무시되고 있다. 이러한 현상은 의사들 스스로 포기한 탓도 있고 전문가가 아니면서 전문가의 행세를 하려는 환자들, 방어적인 진료를 할 수밖에 없는 현실 때문이기도 하다.

의료 기술은 최첨단을 달리지만 환자의 상태를 완벽하게 알아내지 못하며 경험 많고 노련한 의사의 판단을 따라가지 못하는 경우도 허다하다. 우리 몸은 단순히 복잡한 기계가 아니다. 단순히 혈액 검사 결과에 따라 약물을 처방하고 영상 검사법에 따라 수술하는 현재의 의료 시스템은 분명 문제가 있다.

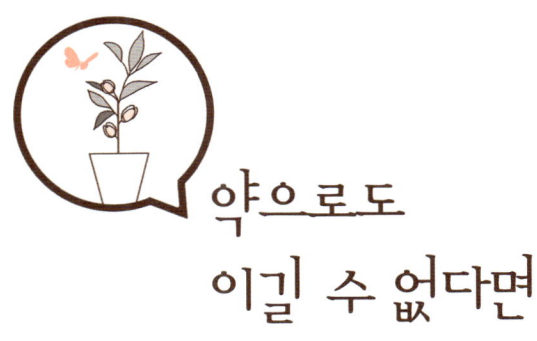

약으로도 이길 수 없다면

"그런데 한약을 먹어서 치료가 됩니까?"

그레이브스병이나 하시모토 갑상선염을 앓고 있는 환자나 보호자 중에는 종종 이렇게 질문하는 분들이 있다. 심지어 병원에서는 한두 가지 약이면 되는데 왜 이렇게 여러 가지 치료를 해야 하는지 불평하는 분들도 있다.

물론 갑상선 질환에 대한 서양 의학의 치료법은 간단하고 이해하기 쉽다. 갑상선 기능 항진증이면 갑상선 호르몬의 생산을 억제하는 항갑상선제를, 저하증이면 갑상선 호르몬제를 투여하고 정기적인 혈액 검사를 통해 갑상선 호르몬 수치가 잘 유지되도록 약물의 용량을 조절해 준다. 예외적으로 심한 항진증의 경우에는 일정 기간 지켜보다가 차도가 없으면 방사선 요오드나 수술 요법을 권한다.

하지만 갑상선 기능 저하증의 대부분의 원인이 자가 면역 질환인 하시모토 갑상선염이다. 하시모토 갑상선염은 면역 체계의 이상으로 갑상선을 파괴하는 면역 항체를 생산함으로써 갑상선 호르몬이 부족해진 결과다. 이러한 사실을 알게 되면 단순히 신지로이드만 복용한다고 해서 갑상선 기능 저하증이 근본적으로 치료되지는 않는 것을 쉽게 예상할 수 있다.

호르몬제를 장기간 복용하면?

갑상선 환자들을 진료하다 보면 길게는 수십 년 씩 호르몬제를 복용하고 있는 환자를 흔하게 접한다. 그뿐만 아니라 환자들은 그것을 당연하게 생각한다. 이런 반응이 필자는 놀랍기만 하다.

혈액 검사 결과 갑상선 호르몬이 부족하다고 해서 외부에서 갑상선 호르몬을 보충시켜 주면 어떻게 될까? 또 항진증의 경우처럼 인위적으로 호르몬의 생산을 억제하면 어떤 일이 생길까? 호르몬의 상태를 인위적으로 조절하면 처음 얼마간은 문제가 생기지 않는다. 그러나 결과적으로 고유의 되먹임 회로가 작동하지 않는다. 몸이 호르몬 조절 능력을 상실하면 점점 더 외부의 호르몬 공급에 의존하고 그 결과 자체적으로 갑상선 호르몬을 생산하고 조절하는 능력이 사라진다.

또한 혈액 검사에서는 늘 갑상선 호르몬이 정상을 유지하는데 환자는 전처럼 갑상선 저하증 증상으로 고생하는 경우가 있다. 장기간 호르몬제를 복용한 환자들이 흔히 겪는 일이다. 이런 현상을 갑상선 호르몬 저항성 상태라고 한다. 면역 이상에 대한 근본 치료 없이 부족한 호르몬만을 조절한 경우에 저하성 상태에 빠지게 된다.

신지로이드는 다른 양약들에 비해 상대적으로 부작용이 적은 약물이다. 하지만 여전히 부작용의 위험성은 존재한다. 복용 중에 나타날 수 있는 부작용은 다음과 같다.

심계항진, 부정맥, 불안하고 초조한 증상, 가슴이 답답하거나 아픈 증상, 호흡이 짧아지는 증상, 근육에 힘이 빠지는 증상, 불면증, 근육 경련이나 떨림, 식욕 변화, 급격한 체중 변화, 구토, 설사나 잦은 배변, 땀이 지나치게 나는 증상, 더위를 참지 못하는 증상, 원인 모를 미열, 골밀도 감소, 불임, 유산, 생리 불순

갑상선 기능 항진증 치료 약물로는 대표적으로 안티로이드와 메티마졸이 있다. 안티로이드는 간독성의 위험이 높다. 이를 보완하여 개발된 약물이 메티마졸이다. 하지만 임신 중에는 이러한 위험에도 안티로이드를 처방한다. 메티마졸은 태아에게 영향을 주어 아이에게 갑상선 기능 저하증을 일으킬 위

험이 크기 때문이다. 비교적 안전하다고 알려진 메티마졸 부작용은 다음과 같다.

- 혈액 : 빈혈, 백혈구 감소증
- 면역 : 루푸스와 같은 자가 면역 질환의 위험
- 간 : 간염과 황달
- 신장 : 신염
- 피부 : 두드러기, 피부 가려움증, 탈모,
  드물게 선청성 피부결손증(Aplasia cutis congenita)
- 관절/근육 : 관절통과 근육통
- 신경 : 두통, 어지러움, 감각 이상, 신경염, 무기력증
- 소화기 : 구역질, 구토, 더부룩함, 미각 이상, 드물게 췌장염
- 심혈관 : 혈관염
- 대사 : 저혈당증
- 기타 : 부종, 발열, 혈관염, 감각 이상 등

갑상선 기능 항진증 환자가 항갑상선제를 복용했는데도 증상이 잘 조절되지 않거나 오히려 증상이 악화되면 방사선 요오드 치료나 수술을 권유받는다. 하지만 방사선 요오드 치료나 수술은 갑상선 기능을 완전히 잃어버리는 것이므로 신중할 필요가 있다. 우리 몸에 갑상선 기능이 사라지면 갑상선 호르몬을 일생 동안 복용해야 한다. 문제는 외부에서 호르몬을 공급하는 것이 우리 몸의 고유한 갑상선 기능을 대체하지 못한

다는 것이다.

갑상선 호르몬의 필요량은 환자의 상태, 즉 육체 활동의 정도, 임신 여부, 스트레스, 심지어 수면이나 기온의 변화 등 다양한 조건에 의해서 달라진다. 외부에서 호르몬을 보충하는 것으로는 이러한 다양한 인체의 요구에 적절하게 대응할 수 없다.

보다 더 근본적인 문제는 원래 갑상선 항진증의 근본 원인은 잘못된 면역에 의한 것이다. 약물로 증상이 조절되지 않는다고 해서 면역에 대한 치료 없이 갑상선의 고유한 기능을 없애 버리는 것은 매우 어리석은 발상이 아닐 수 없다.

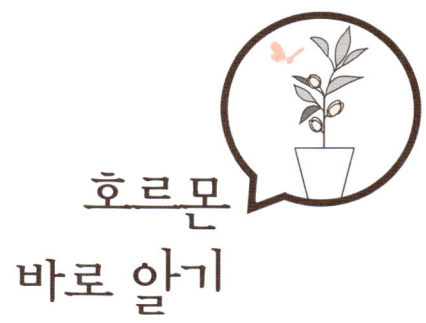

호르몬 바로 알기

30대 가정주부이자 한 아이의 엄마인 정란 씨는 갑상선 저하증으로 7년간 신지로이드를 복용했다. 그러나 그녀의 증상은 나아지지 않았다. 오히려 심한 피로감, 추위, 무력감, 우울증이 나날이 심해졌다. 증상은 2년 전 첫 아이를 낳은 후부터 더욱 악화됐다.

필자의 한의원에 처음 내원할 당시에도 늘 다니던 병원에서 신지로이드를 처방받아 복용하는 중이었다. 혈액 검사를 받은 결과, 갑상선 호르몬의 수치가 잘 유지되고 있다고 했고 정란 씨는 그 말을 믿었다.

"갑상선 기능 저하증 원인이 대개 하시모토 갑상선염에 있다는 이야기는 들어보셨어요?"

"네? 그게 뭐죠?"

정란 씨는 갑상선에 대한 면역 항체의 존재나 중요성에 대해서는 전혀 아는 바가 없었다. 그녀를 고통스럽게 하는 심한 피로감과 추위와 수족냉증, 우울증과 무기력감 외에도 탈모, 두통, 소화 불량, 변비, 감정의 변화, 생리 전 증후군 등 전부 갑상선 기능과 관련된 증상들이었다. 필자는 환자가 면역 항체 검사를 포함해서 갑상선에 대한 혈액 검사를 다시 해 보도록 했다. 며칠 후에 나온 검사 결과로 근본적인 문제가 명확하게 드러났다. 그것은 현재 일반적으로 행해지는 모든 갑상선 치료의 문제이기도 했다.

정란 씨의 갑상선 자극 호르몬(TSH)의 수치는 1.90, 갑상선 호르몬인 T4와 T3는 각각 1.38과 2.8이었다. TSH는 정상 범위가 0.27~4.20이므로 정상, T4는 0.93~1.70 그리고 T3는 2.0~4.4이니까 정란 씨의 갑상선 호르몬 수치는 모두 이상적인 정상 범위에 속했다. 겉으로 보기에는 약물치료로 갑상선의 기능이 제 역할을 한다고 볼 수 있었다.

하지만 자가 면역 질환인 하시모토 갑상선염의 경우에 나타나는 면역 항체인 TPO 항체의 수치가 496.8U/mL로 나타났다. TPO 항체의 정상 범위는 60U/mL 이하이니까 정상 범위를 무려 8배 정도 초과하는 수치였다. 갑상선의 기능을 방해하는

TPO 항체가 다량 존재하는 한 정란 씨의 갑상선은 정상적으로 기능하지 못할 것이 분명했다.

정란 씨가 겪고 있는 모든 증상은 정기적으로 실시하는 갑상선 호르몬 검사의 수치와는 무관했다. 오히려 TPO 항체의 변화에 따라 요동치게 될 것은 분명한 사실이었다. 설사 신지로이드를 빠지지 않고 복용하여서 갑상선 호르몬의 수치가 정상 범위를 유지하더라도 말이다.

그렇다면 왜 정란 씨의 몸에서는 TPO 면역 항체가 정상에 비해 8배가량이나 높게 나타난 것일까? 그것은 그녀의 면역 체계에 심각한 문제가 있다는 것을 의미한다. 면역 체계의 이상을 초래한 근본 원인을 찾아서 제대로 치료해 주어야 면역 항체가 줄어들고 갑상선이 본래의 기능을 회복할 수 있다. 이러한 사례는 비단 정란 씨와 같은 하시모토 갑상선염에 의한 갑상선 저하증뿐 아니라 그레이브스병에 의한 갑상선 항진증의 경우에도 쉽게 볼 수 있는 사례다.

생체 리듬 만드는 오케스트라

우리 몸의 건강한 생체 리듬을 유지시켜 주는 작은 물질이 바로 호르몬이다. 우리 몸속의 수백 조에 이르는 세포가 조화로운 활동을 영위할 수 있도록 해 주는, 고마운 정보 전달 물질인 것이다. 이러한 호르몬은 부신, 갑상선, 췌장, 난소와 고환과 같은 내분비 기관에서 생산되며 전신에 흩어진 내분비 기관을 통제하는 조절센터는 뇌의 아래쪽 시상 하부(Hypothalamus)에 있다.

　호르몬 체계는 복잡하지만 그중에서도 가장 중요한 호르몬 시스템은 네 가지로 꼽을 수 있다. 스트레스에 대한 반응은 부신을 통해서, 혈당 조절은 췌장을 통해서, 에너지 대사는 갑상선을 통해서, 생식작용은 난소와 고환을 통해서 이루어진다. 이상의 네 가지 호르몬 기관이 최상의 기능을 유지하면 건강 상태는 최상이다.

　시상하부-뇌하수체-갑상선-부신-췌장-생식 기관으로 이어지는 고유의 통제 시스템을 'HPTAPG축'(Hypothalamus-Pituitary-Thyroid-Adrenal-Pancreas-Gonadal Axis)이라고 하는데 네 가지 내분비 기관은 한 부모에서 태어난 네 자매와 같이 각각 고유한 기능이 있으면서도 서로 유사한 공통점도 있다. 또한 한 가지 호르몬이라도 균형을 잃으면 다른 호르몬의 작용에도 이상을 초래한다. 갑상선 기능 이상이 당 조절이나 생식 기능의 이상을 초래할 수 있고, 만성적인 스트레스는 갑상선에 직접적인 영향을 준다.

　이런 이유로 한 가지 호르몬의 이상은 만성적으로 진행되면 전체 호르몬 시스템의 이상을 초래하고 나타나는 증상들 역시 다양하고 복잡해진다. 또한 치료에 있어서도 오래된 호르몬기능 이상의 경우에는 부분적으로 한두 가지 호르몬만을 교정해서는 안 되고 전체적인 호르몬 시스템에 대한 고려와 치료가 필수적이다.

우리 몸의 호르몬 시스템이 비정상적일 때 나타나는 증상은 다음과 같다.

- 이유 없이 기분이 우울했다가 호전되기를 반복하며 에너지가 고갈되는 것을 종종 느낀다.
- 단 음식을 먹고 싶은 충동을 억제하기 힘들다. 짠 음식도 마찬가지다.
- 체중 조절이 힘들고 복부에 지방이 쌓여 간다.
- 여성의 경우, 생리 전에 붓고 우울하거나, 예민해지며 생리통이 심하거나 생리 양이 많다.
- 자주 우울하고 성욕이 떨어진다.
- 잠들기가 힘들거나 자주 깬다.
- 머리카락이 가늘어지거나 잘 빠지고 피부가 거칠어진다.
- 아침에 자고 일어나서 상쾌하지 않으며 커피 등을 마셔야 기운이 난다.
- 머릿속에 늘 안개가 낀 것 같고 기억력이 떨어진다.

결론적으로 갑상선 기능 이상 환자들은 갑상선 기능 외에도 스트레스 조절 기능, 혈당 조절 기능, 생식 기능 등에 이상 신호가 한꺼번에 나타난다. 이럴 때는 단순히 갑상선 호르몬만 교정해서는 안 되며 전체적인 호르몬 기능을 치료해야 한다.

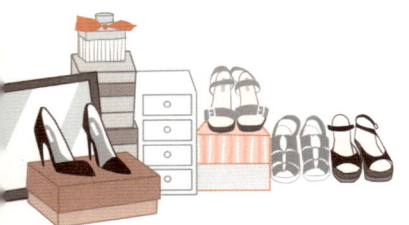

예뻐지는 법은 따로 있더군요!

2012년 1월 2일, 새해부터 저는 병원에 있었습니다. 병원에서 갑상선 기능이 좋지 않다는 진단을 받았습니다. 그때 제 얼굴은 굉장히 많이 부어 있었습니다. 열두 살 초등학교 5학년 때 사진과 스무 살 대학교 1학년 때 사진을 비교해 보니 제빵할 때 반죽이 부푼 것 같았습니다.

이뿐 아니라 손발이 굉장히 차가웠습니다. 같이 생활하는 가족들은 아무렇지 않은데 저 혼자만 집에서도 옷을 두세 겹씩 입고 잤습니다. 아무리 두껍고 기능 좋은 외투를 입어도 이가 덜덜 떨릴 정도로 추위를 많이 탔습니다. 손톱도 울퉁불퉁하고 눈썹도 빠지고 얼굴은 푸석푸석하고 피부는 누리끼리했습니다. 거울 속의 제 모습은 누가 봐도 예쁘지 않았어요. 한창 예쁠 나이에 저는 자신감을 완전히 잃었습니다.

동네에 있는 내과에서 검사해 보니 갑상선 기능 저하증이라고 했습니다. 2012년 1월 2일부터 2012년 7월까지 신지로이드를 복용했습니다. 그래도 전혀 증상이 호전되지 않아 2012년 7~12월 초까지 큰 대학병원을 다녔습니다. 피검사와 갑상선 초음파도 했는데 초음파에서는 아무 이상 없이 괜찮다고 했습니다.

2012년 7월과 8월은 제가 태어나서 가장 덥고 땀도 많이 흘린 여름으로 기억합니다. 저는 더위도 잘 타지 않고 땀도 없는 편인데 땀이 너무 많이 나서 10월까지도 반팔을 입고 다녔습니다. 이런 제가 안타까워 부모님께서 한방 치료를 권하셨습니다.

원장님께 진료를 받으며, 제 몸에 나타나는 증상들은 면역 체계가 흐트러졌기 때문인 것을 알게 됐습니다. 2012년 12월 중순부터 일주일마다 꼬박꼬박 열심히 치료를 받았습니다. 해로운 음식을 모두 끊고 한약을 먹고 약침도 맞고 반신욕도 했더니 놀랍도록 몸이 좋아졌습니다.

한약을 먹으니 그동안 좋아하던 커피, 밀가루, 빵이 당기지 않았습니다. 몸도 따뜻해지고, 얼음처럼 차갑던 손발에 온기가 돌기 시작했습니다. 그렇게 심하게 느끼던 피로감도 없어져서 아침에도 상쾌하게 일어날 수 있었습니다. 치료를 열심히 받으면서 얼굴이 붓는 증상도 사라졌습니다.

"너 요즘 경락 마사지 받아?"

친구가 제 얼굴을 빤히 바라보며 물었습니다. 웃으며 아니라고 대답했습니다. 사실 저는 부은 얼굴이 콤플렉스였고 경락 마사지도 받은 적이 있습니다. 그래도 소용없었습니다. 그런데 면역 치료 이후에 쌍꺼풀이 선명하고 보이고 이목구비도 뚜렷해지고 몸도 쑤시지 않고 얼굴색도 좋아졌습니다.

"어떻게 예뻐진 거야?"

오랜만에 보는 사람들이 묻습니다. 저는 속으로 대답합니다.

'예뻐진 게 아니야. 원래 내 얼굴을 찾은 거지.'

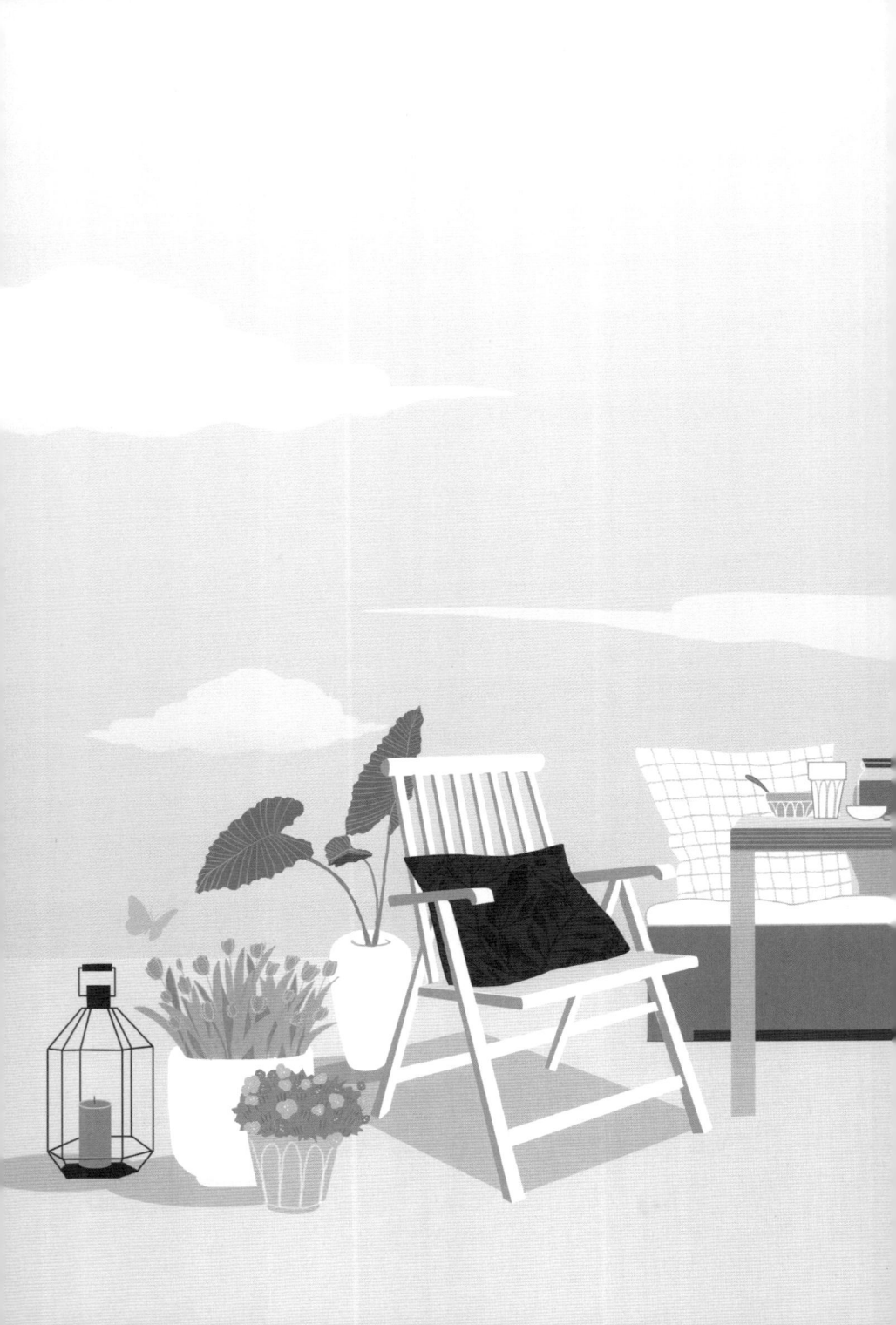

PART 4
아름다움의 비결, 면역

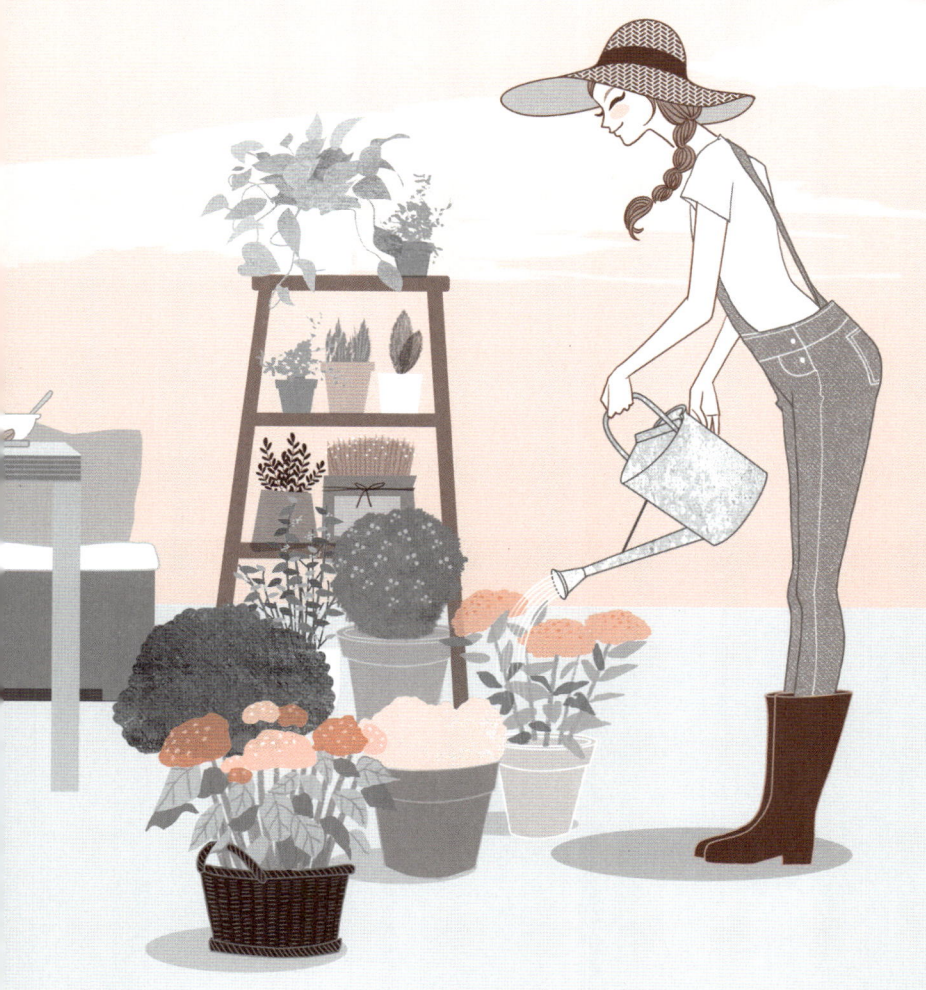

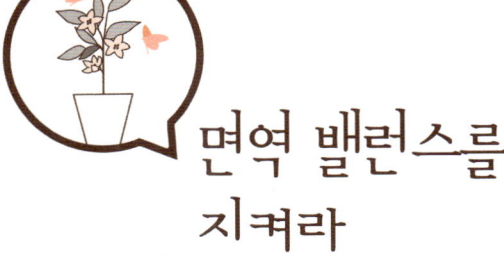

면역 밸런스를 지켜라

 우리는 왜 암에 걸리는가? 왜 똑같이 암에 걸려도 어떤 사람은 사망하고 또 어떤 사람은 말기암으로부터 회생하는가? 답은 바로 면역에 있다. 국가에 군대가 없으면 어떻게 되는가? 아니, 군대가 없는 국가란 아예 성립하지 않는다. 우리 몸도 마찬가지다. 면역이 지켜 주지 않는 몸은 군대 없는 국가와 같다.

 그렇다면 면역의 진짜 의미는 무엇일까? 면역은 우리 몸을 위험하게 하는 외부적·내부적 모든 조건으로부터 우리 몸을 보호하는 군대와 같은 조직이다. 그러므로 면역이 없다면 우리는 단 하루도 생존하지 못한다. 우리의 생존을 위협하는 요소는 매우 다양하다. 외부에서 침입하는 세균, 바이러스, 곰팡이와 같은 각종 병원균뿐 아니라 중금속이나 환경 독소 등이 있으며 또한 우리 몸 안에서 생겨나는 각종 암세포도 있다.

이 모든 위험으로부터 우리의 생명과 건강을 지켜 주는 면역 체계는 매우 고마운 존재다. 그런데 때로는 바로 그 면역 체계에 의해 우리 몸이 고통을 받거나 생존을 위협받기도 한다. 비유하자면 군대가 비정상적일 때 도리어 국민들이 고통을 받거나 생명을 위협받는 것과 같다. 면역이 위험 요소가 아니라 보호해야 할 우리의 몸을 공격하는 것이다. 알레르기나 아토피는 면역 기능이 비정상적으로 민감할 때 나타나는 질병이다. 류마티스의 경우는 비정상적인 면역으로 인해 도리어 생명이 위태로워지는 경우에 해당된다.

갑상선에 발생하는 거의 모든 질병 역시 면역과 관련이 있다. 갑상선암은 면역 기능이 저하되어 암세포를 조기에 죽이지 못함으로써 나타난다. 또 항진증이나 저하증은 대부분 면역 세포가 갑상선을 공격해서 이차적으로 나타나는 증상들이다.

그러므로 면역 기능은 너무 약하지도 너무 강하지도 않는 균형의 상태를 유지하는 것이 매우 중요하다. 면역 기능이 너무 약하면 세균이나 바이러스와 같은 병원균에 약하거나 각종 암에 잘 걸린다. 반대로 너무 강하면 알레르기나 류마티스와 같은 자가 면역 질환에 걸리기 쉽다.

자가 면역과 자가 면역 질환

　우리 몸의 면역 세포가 우리 자신의 조직을 파괴하는 현상을 자가 면역이라고 한다. 자가 면역을 나쁘게만 볼 것은 아니다. 사실 자가 면역은 건강을 유지하는 데 필요한 정상적인 현상이다. 예를 들면 우리 몸의 뼛속에서는 매일 오래되고 낡은 뼈를 새로운 뼈로 교체하는 작업이 진행된다. 뼛속에는 오래된 뼈를 파괴하는 파골 세포와 새로운 뼈를 만드는 조골 세포가 함께 활동한다. 이렇게 오래된 자신의 뼈를 파괴하는 현상이 자가 면역에 해당된다. 우리 몸의 뼈가 늘 건강한 상태를 유지하기 위해서는 새로운 뼈를 잘 만드는 것이 중요하나 이에 못지않게 오래된 뼈를 바로바로 청소해 주어야 한다. 그래야 새로운 뼈가 활발하게 만들어진다. 이렇듯 자가 면역 현상은 건강을 유지하는 데 매우 필수적인 현상이다.

　문제는 이런 자가 면역 현상이 균형을 잃고 일방적으로 일어날 때 일어난다. 항진증을 일으키는 그레이브스병, 저하증을 일으키는 하시모토 갑상선염이 여기에 해당한다. 류마티스 관절염, 루푸스 같은 치명적인 질병도 마찬가지다.

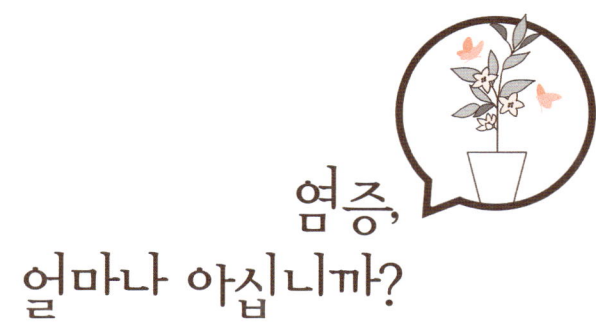

염증, 얼마나 아십니까?

　모든 염증은 면역 세포가 일으키는 활동의 결과다. 우리 몸의 어느 부위든지 염증이 생기면 공통적인 반응이 나타난다. 아프고, 열이 나고, 붓고, 붉어지는 현상이 나타난다. 염증이 생기면 고통스럽고 불쾌하다. 하지만 염증 반응은 우리의 생명과 건강을 유지하고 회복하는 데 반드시 필요한 유익한 반응이다.

　혹시 혼란스러워 할지도 모르는 독자들을 위해 조금 더 설명해 보자. 염증이 시작되었다는 것은 우리 몸의 어느 부위에 병원균이 침입했거나 손상이 발생했음을 암시한다. 우리 몸에 손상이 발생하면 면역 체계가 즉시 가동된다. 아프다는 것은 손상이 발생했음을 알려 주는 신호다. 열이 나는 것은 손상된 부위에 침입한 세균이나 독소를 죽이기 위해 면역 세포가 열을 내는 것이다. 붓는 것은 손상된 부위에 면역 세포가 모여들기 때문이다. 끝으로 붉게 변하는 것은 혈액 순환을 늘려서 면역 세포가 더 쉽게 모일 수 있게 하고 손상된 부위가 빨리 치유되도록 하기 위한 계획된 반응이다. 한마디로 정의하면 염증은 세균이나 독소를 중화하고 손상된 부위를 재생하기 위해서 반드시 필요하다.

 염증은 어쩔 수 없이 겪어야 하는 치유 과정이다. 문제는 염증의 정도와 지속 기간이다. 어차피 피할 수 없는 운명이라면 신속하고 효율적으로 그 과정이 종결되어야 한다. 불필요하게 지속되면 우리 몸에 후유증만 남는다. 예를 들어 독감에 걸렸다고 할 때 독감의 전 과정은 염증 그 자체다. 건강한 사람의 경우에는 1~2주 정도, 비교적 단기간에 면역 세포가 독감 바이러스를 물리치고 건강을 회복한다. 건강하지 못한 사람은 이 염증 반응을 매우 심하게 앓는다. 어떤 사람은 몇 달씩 증상이 나왔다가 악화되기를 반복하거나 더 심각한 질병으로 전이되는 경우도 있다.

 후자에 속한 사람들은 면역 기능에 결함이 있는 것으로 봐야 한다. 이런 사람들이 염증을 앓고 나면 염증이 심각한 손상을 남긴다. 다행히 건강을 회복하더라도 원래 있었던 면역의 결함을 고치지 않으면 또다시 비슷한 일이 반복된다. 이런 사람들은 우리 주위에서 쉽게 찾아볼 수 있는데 대부분 증상이 사라진 것으로 만족한다. 보다 근본적인 문제를 해결하려는 노력을 하지 않는다.

현대 의학에서 가장 문제가 되는 만성 난치성 질환, 각종 알레르기와 아토피도 만성 염증에 의한 것이다. 갑상선 기능 이상을 일으키는 자가 면역 갑상선염을 비롯해서 류마티스, 루푸스와 같은 치명적인 자가 면역 질환들도 고질적인 만성 염증에 속한다. 당뇨병, 고혈압과 같은 성인병은 물론이고 모든 암과 비만, 골다공증에서부터 치매나 우울증과 같은 정신 질환 역시 염증에 의한 질병이다. 한마디로 염증이란, 우리를 고통스럽게 하는 모든 질환에 공통적으로 관여하는 과정이다.

강하고 훈련이 잘 된 군대가 전쟁을 신속하고 효과적으로 끝내듯 염증이라는 전쟁을 빠르게 끝내기 위해서는 평소에 면역을 키우는 것이 중요하다. 요즘 아이들은 어려서부터 가벼운 감기 등의 염증 증상에도 서둘러 해열제, 소염제, 항생제 등을 복용한다. 그러면 염증은 금방 낫겠지만 결과적으로는 면역력이 떨어진다. 전쟁이 일어날 때마다 외국의 군대가 대신 싸워 준다면 당장은 편하지만 군대의 전투 능력이 약해지지 않겠는가? 어려서부터 장기간 약물을 복용하는 것은 자가 면역 갑상선염을 비롯해서 여러 가지 자가 면역 질환을 일으키는 원인이 된다는 사실을 기억해야 한다.

 그렇다면 강한 면역을 가지기 위해서는 어떻게 해야 할까? 요즘 마구잡이로 쏟아지는 면역 강화 영양제나 식품을 먹으면 될까? 아니면 체질을 가리지 않고 효과가 있다는 홍삼이나 한약재를 달여 먹으면 될까? 그것도 아니면 항암 효과가 있다고 알려진 상황버섯이나 값비싼 동충하초를 구해서 먹어야 할까? 인터넷을 검색해 보면 면역 기능을 강화시킨다는 수많은 영양제, 한약재, 허브, 심지어 과일이나 식재료도 있다. 정보가 넘쳐 일반인들은 정보의 진위를 판단할 수 없을 지경이다.

 필자의 판단으로는 이러한 정보들이 거의 대부분 면역에 긍정적인 효과를 지닌 것으로 보인다. 하지만 무턱대고 이런 영양제나 한약재, 식재료들을 먹는다고 해서 면역이 강해지는 것은 아니다. 우리 몸의 모든 시스템이 정상적으로 작동해야 면역도 최상의 상태를 유지할 수 있다. 한두 가지 영양제나 약물로 면역 기능이 강해지기는 어렵다. 한약재나 영양 물질보다는 전체적인 면역 밸런스, 즉 조화와 균형이 우선이다. 한두 가지 최신 무기를 도입한 쪽이 전쟁에서 이긴다는 보장이 없다. 이제 면역이 건강하기 위해 우리가 해야 할 일의 우선순위를 알아보자.

면역은 소화다

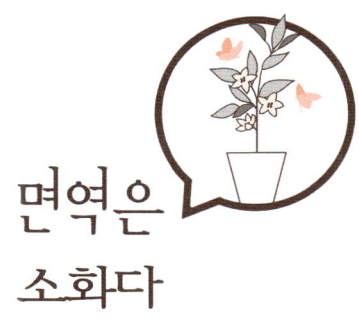

필자에게 소화가 잘 되지 않는다며 하소연하는 여성이 많다.

"본의 아니게 채식주의자가 됐어요. 육식을 하면 소화가 잘 되지 않아 힘들거든요."

"기름진 음식을 먹으면 변이 너무 자주 나와서 잘 먹지 못해요. 화장실에 들락거리다 보면 온몸에 힘이 다 빠져나가는 것 같아요."

"나이가 들어서 그런 것 같아요. 갈수록 변비가 심해져요."

그러면 필자는 그들에게 이렇게 말한다.

"소화를 잘 시켜야 하는 게 굉장히 중요한 건 아시죠?"

이때, 대부분의 사람은 이렇게 답한다.

"잘 먹고 변을 잘 봐야 건강해지죠."

소화의 중요성에 대해 일반인들이 알고 있는 상식은 이 정도다. 많은 환자가 소화 불량과 관계된 증상 때문에 병원을 찾고 있다. 약국에서 팔리는 약 중에서 상위 1, 2위를 다투는 약도 바로 소화와 관계된 것이다. 이렇듯 너무 흔한 질환이어서 우리는 소화와 관련된 질환을 심각하게 인식하지 못한다. 소화 기관을 대수롭지 않은 기관으로 생각하는 경향이 있다. 소화 기관을 단지 음식을 잘게 부수어 각종 영양소를 흡수하고는 밖으로 배출하는 기관 정도로만 생각하는데, 사실 소화 기관은 우리가 상상하는 것 이상으로 중요한 역할을 한다. 한마디로 소화 기관은 면역 기관이라고 해도 지나치지 않다.

인간은 일생 동안 소화 기관을 통해 평균 25톤의 음식물을 처리한다. 우리가 섭취한 음식물에는 우리 몸을 구성하고 에너지를 공급하는 필수적인 영양소가 있다. 하지만 그 속에는 우리의 건강과 생명을 위협하는 많은 세균과 독소도 포함되어 있다. 그러므로 소화 기관이란 영양소의 흡수 기관인 동시에 세균과 독소로부터 우리 몸을 지키는 면역 기관인 것이다. 실제로 우리 몸 전체에 있는 면역 세포 중 약 70%가 소화관 주위에 몰려 있다. 이 한 가지 사실만으로도 건강한 면역을 위한 소화 기관의 중요성은 증명되고도 남는다.

만성적인 소화 불량이나 과민성 대장 증상, 변비는 단순히 소화 기관에 국한된 질병으로 그치지 않는다. 이런 증상은 장기간 계속될 경우 알레르기, 관절염, 우울증, 다양한 종류의 자가 면역 질환을 일으키고 증상이 악화되게끔 한다.

소화 기관의 면역 매커니즘

소화 기관은 일차적으로는 음식물이 통과하는 모든 장소 즉, 구강에서 항문까지의 관 모양의 구조다. 구강, 식도, 위, 소장, 대장, 항문 등이 소화 기관이다. 침샘, 간, 쓸개, 췌장 등의 소화액 분비 기관도 넓은 의미에서 보면 소화 기관이다. 하지만 이 기관은 기능상 내분비와 해독 기관으로 분류하는 것이 좋다.

우리는 소화와 흡수 과정을 통해 음식물을 몸 안으로 끌어들인다. 우리는 냄새와 맛을 통해서 신선하고 안전한 음식만을 섭취하려고 노력하지만 완벽할 수 없다. 음식 속에는 세균과 박테리아, 곰팡이, 기생충 알, 환경 독소 등이 교묘히 숨어 있다.

앞서 면역과 소화 기관에서 밝혔듯 음식물이 흡수되는 모든 장소에는 면역 세포들이 배치되어 있다. 이것이 바로 장연관 림프 조직(Gut associated lymphoid tissue: GALT)이다. 이것은 매우 광범위한 조직으로 인체 내의 림프 조직의 70%를 차지할 정도로 크다. 소장의 벽을 통해 흡수되는 모든 물질을 24시간 감시한다. 음식물은 이곳을 통과해야 우리 몸 안으로 들어온다. 그 이후로는 혈액 순환을 통해 몸 안의 어디로든 이동이 가능하다.

 장벽은 음식물이 통과하는 창자의 벽이다. 도시를 둘러싸고 있는 성벽을 연상하면 정확하다. 군대에 해당하는 장연관 림프 조직도 장벽의 바로 다음에 위치한다. 도시의 성벽은 어떤 역할을 하는가? 외적과 맹수로부터 성 안의 사람들을 보호하고 문을 통해 사람과 물자를 들여보낸다. 늦은 시간에는 성문을 굳게 걸어 잠근다. 성벽은 그 자체로 튼튼해서 빈틈이 없어야 하고 성문 역시 열릴 때는 열리고 닫힐 때는 확실히 닫혀 있어야 한다.

 장벽도 마찬가지다. 구멍이 난 곳이 있거나 음식을 받아들이는 문이 제대로 작동하지 못하면 심각한 일이 벌어진다. 원래 장벽의 두께는 세포 하나의 두께에 지나지 않는다. 투명한 종이보다도 얇은 장벽 안으로 음식물이 강물처럼 흘러간다.

 위장과 십이지장을 거쳐 죽처럼 만들어진 음식물 속에는 영양소와 음식물 쓰레기 그리고 병원균, 기생충, 독소 등도 섞여 있다. 만약 성문이 고장 나서 헐거우면 영양소 외에도 각종 쓰레기와 병원균이 무차별적으로 들어온다. 또 문이 열려야 할 때 열리지 않으면 영양소는 그대로 대변으로 배설되고 우리 몸은 영양 부족 상태에 처한다.

 그렇다면 장벽을 튼튼하게 유지하기 위해서 어떻게 해야 할까? 성벽을 건강하게 보수하고 유지하듯이 하면 된다. 잘못된 음식, 술, 스트레스, 과도한 카페인, 약물의 오남용 등은 장벽을 손상시키고 균열을 일으켜 심각한 문제를 일으키므로 최대한 피하자. 또한 장벽을 구성하는 세포에 필요한 영양이 부족해도 장벽은 느슨해지고 건강하지 못하다. 장벽을 건강하게 하는 방법은 의외로 간단하다. 장벽을 손상시키는 요소들을 최대로 줄이자. 동시에 장벽을 튼튼하게 하는 영양소를 충분히 섭취하면 된다.

유익한 균도 있다

 인간의 장 속에는 수만 가지의 세균이 있다. 세균의 숫자는 우리 몸의 세포 수보다 많다. 수만 가지 세균을 간단하게 세 가지로 분류할 수 있다. 그것은 바로 인간에게 유익한 균, 해로운 균, 유익하지도 해롭지도 않은 균이다. 현재까지 알려진 유익한 균의 종류는 800여 가지에 달한다. 락토바실러스, 비피더스, 람노스 균 등이 여기에 해당한다. 우리에게 유익한 여러 종류의 균들을 정상 장내 세균총이라고 하는데, 쉬운 말로 유산균이라고 부르기도 한다. 러시아의 과학자 메치니코프 박사가 바로 유산균의 존재와 역할을 최초로 알린 사람이다. 그는 공로를 인정받아 노벨상까지 수상했다.

　유산균들이 하는 일은 매우 다양하고 중요하다. 그중에서도 소화와 면역이 특히 중요하다. 유산균은 일단 나쁜 균이 번식하는 것을 막는다. 그리고 우리가 소화할 수 없는 섬유질을 소화시켜 여러 종류의 비타민과 유익한 지방산을 만들기도 한다. 또한 갑상선 호르몬 중에서 비활성형인 T4를 활성형인 T3로 바꾸어 준다. 이런 이유로 장내에 유익한 균이 부족하면 갑상선 기능 저하증이 올 수 있다.

　유산균이 사람에게 처음 자리 잡는 시기는 태어날 때, 어머니 질 속에 있는 유산균을 삼키면서부터다. 이후에 흙장난을 치고 흙을 주워 먹기도 하면서 자연스럽게 자신의 장 속에 유익한 유산균을 기른다. 그러나 요즘은 제왕절개로 태어나는 아이가 많다. 또 어려서부터 흙과 멀리 떨어져 너무 청결한 환경 속에서 생활한다. 작은 감기나 미열에도 소염제나 항생제를 남용하는 바람에 장에 유산균을 배양하기가 어렵다. 이런 이유로 요즘 아이들은 면역력이 약한 것이다. 각종 알레르기나 아토피, 여러 가지 자가 면역 질환에 쉽게 걸리는 것도 이 때문이다.

　근래 들어 소화와 면역에 있어서 유산균만큼이나 각광받는 것이 섬유질이다. 원래 식물의 섬유질은 사람이 소화해서 분해할 수 없기 때문에 중요하게 생각하지 않았다. 하지만 최근에는 섬유질의 중요성이 매우 부각되고 있다. 섬유질이 장내 유익한 세균들의 먹이가 되기 때문이다.

 장 내에 유산균을 건강하게 유지하기 위해서는 유산균의 먹이가 되는 섬유질이 많아야 한다. 그러므로 채소나 과일을 충분히 섭취해 줘야 한다. 이것은 마치 뒷마당에 잔디를 키우는 것과 같다. 땅에 아무것도 없을 때에는 잔디 씨부터 뿌리는 것이 먼저다. 마찬가지로 우선은 유산균을 먹어 유산균이 장에 자리 잡도록 해야 한다. 그런 다음에는 유산균이 잘 자랄 수 있게끔 도와주는 영양소, 섬유질을 공급하는 것이 중요하다.

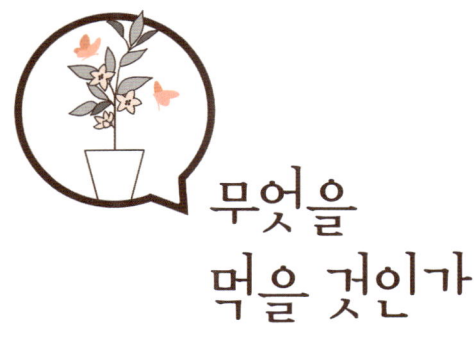

무엇을 먹을 것인가

 오늘날 우리는 과거와는 비교할 수 없을 정도로 풍요한 시대를 살고 있다. 특히 먹거리에 관해서는 부모님이나 할아버지 세대에는 상상할 수 없었던 풍족한 환경에서 살고 있다. 동시에 비만과 암, 알레르기, 자가 면역 질환 등 과거에는 들어보지도 못한 질병들의 위협 속에 살고 있기도 하다. 음식 양은 과거와 비교할 수 없이 풍요로운데 질적으로는 불량하다. 현대인들은 이러한 사실을 알면서도 바쁘기 때문에 어쩔 수 없이 외식, 냉동식품, 인스턴트 음식들을 가까이 하며 살고 있다.
 우리는 이러한 음식이 건강을 위협하고 질병과 연관성이 있다는 사실을 잘 알지 못한다. 과학 기술과 같이 발달한 첨단 식품 공학은 100여 년 전 아니, 수십 년 전 우리 부모들이 먹던 음식을 근본적으로 변형시켰다. 그래서 오늘날 우리가 매일 먹는 음식은 과거의 그것과 모양과 맛은 비슷할지 모르나 질적으로는 판이하다.

이 점이 왜 중요한가 하면 소화와 흡수 과정에서 문제가 발생할 가능성이 높기 때문이다. 학자들의 주장에 따르면 우리 몸에서 기억이 가능한 세포는 두 가지가 있다. 바로 신경 세포와 면역 세포다. 면역 세포는 우리의 조상 때부터의 유전 형질을 고스란히 기억한다. 따라서 과거 조상들이 먹던 음식을 음식으로 기억하고 있다. 그런데 과거에는 듣지도, 보지도 못한 음식들이 홍수처럼 쏟아지고 있다. 면역 세포들은 이것들이 음식인지 위험 물질인지 정확하게 구별하지 못한다. 그 결과, 소화 장애는 물론이고 각종 알레르기, 수많은 암과 자가 면역 질환이 창궐한다.

물론 이런 질병의 원인이 음식에만 있는 것은 아니다. 하지만 상당 부분, 경우에 따라서는 절대적으로 원인을 제공한다. 미디어에서 가끔씩 이러한 문제를 다루지만 우리가 매일 먹는 음식들이 어떻게 변했는지 전문적으로 알지 못한다. 그것을 낱낱이 알기 위해서는 식품 공학을 전공하는 학자들도 모두 알 수 없을 정도로 방대한 양의 지식이 필요하다.

그러나 한 가지 분명한 사실은 첨가제가 많이 들어간 음식은 인간의 건강을 위해 탄생한 게 아니라는 점이다. 인스턴트 음식이나 유전자 조작 식품 등은 시간과 비용, 인력을 적게 들이고도 대량 생산이 가능하게 할 목적으로 개발됐다. 순전히 경제적 필요에 의해 개발된 것이다. 소비자의 건강을 위해서가 아니다.

우리 주변에는 식물이나 가축 자체의 유전자 변형은 물론이고 음식 첨가제, 방부제, 색소, 가축이나 식물을 키우는 데 사용되는 항생제, 농약 등 너무나 많은 위험 요소가 널려 있다. 우리가 일상적으로 먹는 음식 속에도 그것들이 포함되어 있음을 명심해야 한다.

면역을 돕는 참기름과 들기름

필자가 어렸을 때 부엌에 들어가 보면 병 두어 개가 어둡고 서늘한 곳에 있었다. 참기름과 들기름이었다. 이 기름은 전이나 부침개를 요리할 때 사용됐다. 어둡고 서늘한 곳에 보관하는 이유는 기름은 공기와 접촉하면 맛이 쉽게 변하기 때문이었다. 그래서 필요한 만큼만 짜서 사용하고 그때그때 신선한 깨를 볶아서 기름을 짰던 기억이 있다.

그런데 언제부터인가 참기름이나 들기름이 하던 역할을 콩이나 옥수수를 짜서 만든 식용유가 대신했다. 식용유는 참기름과 달리 오래 두어도 맛이 잘 변하지 않고 값이 쌌다. 편리성과 효율성만 따지면 식용유는 더할 나위 없이 고마운 기름이다.

식용유가 처음 탄생한 곳은 미국이다. 미국은 과거부터 콩이나 옥수수를 내륙의 평원에서 대량으로 재배하고 생산, 판매했다. 옥수수기름이 미국 전역에 배달되는 과정은 오랜 시간과 엄청난 노력이 요구됐다. 기름이 소비자에게 전달될 때까지 맛과 신선도를 유지하는 것이 사업의 성패를 결정하는 중요한 요소였다.

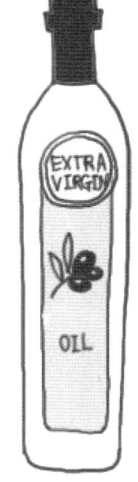

학자들은 자본가들의 요구에 따라 수소 원자를 기름 구조에 덧붙이면 오래 두어도 잘 변하지 않는다는 사실을 밝혀냈다. 이들은 옥수수나 콩기름에 부분적으로 수소이온을 첨가해 값싸고 오래 보관할 수 있는 식용유를 시장에 내놓았다. 그러나 세상에 공짜 점심은 없는 법이다. 식용유는 들기름이나 참기름과 달리 건강에 좋지 않다. 유해한 활성 산소를 발생시켜서 염증을 일으킨다.

기름은 그 종류에 따라 면역 체계를 안정시키기도 하고 반대로 염증을 일으키거나 악화시킨다. 참기름이나 들기름은 오메가3 지방산과 같이 염증을 가라앉히고 면역 기능을 튼튼하게 한다. 반면에 식용유와 같은 기름은 도리어 염증을 쉽게 생기게 하여 면역 기능에 해로운 쪽으로 작용한다.

우리는 문명이 발달하고 첨단의 기술을 응용한 제품은 무조건 좋은 것이라고 받아들이는 경향이 있다. 하지만 첨단의 기술이 무조건 우수한 것은 아니다. 가장 최근에 유명해진 다이어트 방법으로 구석기 다이어트(Paleo Diet)가 있다. 구석기 다이어트의 방법은 간단하다. 구석기인들이 먹던 것처럼 먹으면 살도 찌지 않고 건강할 수 있다는 것이다. 그러나 이 땅에 살던 구석기인들이 무엇을 먹고 살았는지 지금으로서는 누구도 알 수 없다. 그러므로 어떤 다이어트 방법이 유행이라고 해서 무작정 따라하는 것은 바람직하지 못하다.

필자가 환자들에게 음식에 관해서 조언할 때마다 하는 말이 있다.

"음식을 드시기 전에 지금 이 음식이 나의 할머니가 드시던 음식인지 아닌지 스스로에게 물어보세요. 할머니가 드시던 김치, 현미밥, 된장찌개, 나물이라면 안전하고 드셔도 됩니다."

식품 첨가물의 보이지 않는 위협

음식과 식재료 그리고 첨가물의 문제를 하나하나 나열하자면 끝이 없다. 필자 역시 식품 공학 전문가가 아니므로 첨가물에 대해 전부 알지는 못한다. 하지만 음식을 논하는 데 있어서 첨가물은 매우 중요한 문제다. 소비자들 대부분이 피상적으로 첨가물이 나쁘다고 생각한다. 따라서 실제 식생활에서 접하기 쉬운 몇 가지 첨가물에 대해서 설명해 보겠다.

　식품 첨가물을 사용하는 목적은 식품의 부패를 방지하고 장기간 보관하기 위해서다. 또 소비자의 눈과 미각과 후각을 속이기 위해 감미료와 색소를 첨가하기도 한다. 현재 국내에서 각종 가공 음식에 첨가하는 식품 첨가물의 종류는 600여 종이 넘는다. 상당수의 식품 첨가물이 각종 암이나 대사성 질환을 일으킨다고 알려져 있다. 식품 첨가물은 크게 방부제(Preservative), 가공제(Processing agents), 색소(Colorings), 조미료(Flavorings)로 나눌 수 있다.

1. 방부제

- 아질산염(Nitrites)

　보툴리누스중독증(Botulism, 식중독의 일종)을 예방하기 위해 돼지고기의 가공 식품인 베이컨이나 소시지에 사용된다. 이는 인체 내에서 아민(Amine)과 결합하여 나이트로아민(Nitroamines)을 만든다. 가장 위험한 발암 물질의 일종이다.

- 항산화제(Antioxidant)

　BHA(Butylated hydroxyanisole), BHT(Butylated Hydroxytoluene)가 가장 대표적인 항산화제다. 음식의 지방 성분이 공기 중의 산소를 만나 맛이 변하는 것을 방지하기 위해 첨가된다. 동물 실험을 통해 암을 일으키는 것으로 보고됐다. 주로 시리얼이나 감자 칩에 사용된다.

- 아황산염(Sulfites)

세균의 증식을 억제하고 과일이나 채소의 신선도를 유지하기 위해 사용된다. 말린 과일이나 와인 등에도 사용된다. 심한 알레르기 반응과 천식을 일으키다 과민 반응으로 사망에 이르기도 한다.

2. 색소

식품에 사용되는 색소는 알레르기와 어린이의 과잉 행동 장애를 유발한다. 식품에 사용이 허가된 대표적인 색소로는 적색 3호, 적색 40호, 주황색 2호, 황색 5호, 황색 6호, 녹색 3호, 청색 1, 2호가 있다. 1970년대에 미국의 의사 페인골드 박사가 어린이들의 과잉 행동 장애나 발달 장애의 원인이 식품 첨가물이라고 규정하고 식품 첨가물이 제거된 식단의 효과를 검증해 보였다. 그 결과, 각종 알레르기는 물론, 주의력 결핍 과잉 행동 장애(ADHD), 간질 발작, 유사 자폐증 등 다양한 증상이 완화됐다.

3. 조미료

- MSG

대표적인 조미료 성분으로 두통, 어지러움, 감각 이상, 심장 박동 증가 등의 과민 반응을 일으킨다.

- 사카린

칼로리 없이 단맛을 내는 성분으로, 방광암을 일으키는 것으로 알려져 있다.

- 아스팔탐

칼로리가 없는 대표적인 감미료로, 주로 탄산음료에 사용된다. 뇌 신경 전달 물질의 생산과 기능을 방해하는 물질로 밝혀졌다. 두통, 어지러움, 이상 행동, 간질 등을 일으키거나 악화시킨다.

4. 항생제와 성장 호르몬

전 세계에서 생산되는 항생물질의 3/4은 가축에게 사용된다. 현대화된 시설에서 자라는 가축은 좁고 열악한 환경 때문에 전염병이 발생하면 떼죽음을 당한다. 이를 방지하기 위해 필요 이상의 항생제가 남용된다. 사료에 항생제를 넣으면 가축이 빨리 성장한다. 뿐만 아니라 성장 호르몬도 사료와 섞어 먹인다. 이런 물질은 가축의 몸 안에 그대로 쌓여 있다가 우리의 식탁 위에 오른다.

그렇지 않아도 항생제의 오남용이 심각한데 설상가상으로 육류를 먹어 항생제를 함께 흡수하고 있는 셈이다. 성장 호르몬은 우리 몸 안으로 들어올 경우 환경호르몬으로 작용해서 내분비 체계를 교란시킨다. 이런 이유로 우리는 값싼 육류 대신에 유기농 방식으로 키운 육류를 선택할 필요가 있다.

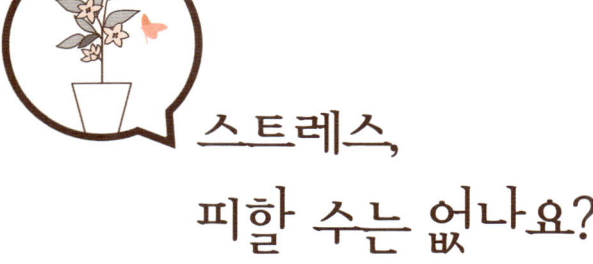
스트레스, 피할 수는 없나요?

현대인들에게 스트레스만큼 친숙한 단어도 찾기 힘들 것이다. 하지만 정작 스트레스가 무엇인지 정확하게 알고 있는 사람은 의외로 드물다. 스트레스로 인해 몸이 좋지 않다고 주장하는 지인은 이렇게 말했다.

"스트레스만 없어도 건강해질 것 같아요. 제가 아픈 이유의 99%는 스트레스 때문인 것 같아요."

"그럼 스트레스가 뭐라고 생각하세요?"

"네? 스트레스는 뭐, 정신적으로 힘든 거죠. 압박감 같은 것."

"스트레스가 왜 건강에 안 좋은 거라고 생각하세요?"

"글쎄요. 스트레스가 만병의 근원이라고 하잖아요. 정신적으로 편안해야 건강도 좋아지는 거죠."

지인의 대답은 한 개인의 의견일 뿐이지만 일반적인 스트레스에 대한 일반적인 인식도 여기에서 크게 벗어나지 않았다.

스트레스는 갑상선 기능 저하증, 항진증, 갑상선암, 결절 등 갑상선 질환의 중요한 유발 요인이다. 환자들은 이러한 사실에 대해 설명을 들어 대략적으로는 알고 있지만 정확하게 알고 있는 경우는 흔치 않다. 스트레스 받지 말라고 하는 의사들은 많지만 구체적으로 무엇을 실천해야 하는지에 대해 자세히 알려 주는 경우는 드물다.

그렇다면 스트레스란 과연 무엇인가? 스트레스는 일반적으로 생각하듯이 대인 관계에서만 오는 것인가? 그리고 과연 스트레스는 모두 나쁜 것인가? 스트레스가 무엇이냐는 질문에 사는 것 자체가 스트레스라는 대답을 들은 적이 있다. 우스갯소리 같지만 매우 정확한 대답이다.

인간을 포함해서 지구상의 모든 생명체는 생존이라는 목적을 위해 살아간다. 생명체에 가해지는 모든 자극은 스트레스이며, 생존을 위협하는 모든 자극 역시 스트레스다. 대인 관계에서 오는 스트레스는 인간과 같은 사회생활을 하는 존재에게 나타나는 특수한 자극이며 날씨의 변화, 음식, 환경 오염, 과도한 활동, 감염이나 사고는 물론 심지어 중력도 일종의 스트레스다. 대인 관계에서 오는 정신적인 스트레스만 스트레스라고 생각하던 사람들은 이해가 어려울 수도 있다. 그러면 스트레스를 생리학적인 관점에서 살펴보자.

사람의 허리에는 두 개의 신장이 있다. 그 위에 각각 10그램 정도 되는 부신이라는 호르몬 기관이 존재한다. 우리가 스트레스를 받으면 여기 부신에서 다양한 스트레스 호르몬들이 분비되어서 우리가 스트레스에 적응하게 해 준다. 우리의 뇌가 스트레스라고 인식하는 모든 자극은 부신으로 하여금 스트레스 호르몬을 분비하게 만든다. 뒤집어서 보면 스트레스 호르몬이 분비되게 하는 모든 자극이 스트레스다. 정신적인 문제, 음식, 공해, 바이러스, 기온의 차이가 전부 스트레스에 해당된다.

그러므로 살아 숨 쉬는 생명체는 스트레스로부터 자유로울 수 없다. 그리고 적당한 스트레스는 오히려 생명체를 건강하고 활기차게 만든다. 동물원에서 사육되는 야생 동물보다 야생 상태로 존재하는 야생 동물이 더욱 활기차고 건강한 이유가 여기에 있다. 사람의 경우도 예외는 아니어서 적당한 자극과 갈등은 오히려 자기 발전을 위한 동기 부여가 될 수 있다. 따라서 모든 스트레스가 나쁘다고 볼 수는 없다. 문제는 스트레스의 강도와 지속 기간이다.

물론 너무나 강한 스트레스는 시간에 상관없이 생명을 위협할 수도 있다. 스트레스의 심각한 악영향은 중국 고사에서도 찾아볼 수 있다. 《세설신어(世說新語)》〈출면편(黜免篇)〉에 이런 이야기가 나온다.

진나라 환온(桓溫)이 촉(蜀)을 정벌하기 위해 여러 척의 배에 군사를 나누어 싣고 갔다. 그러던 중에 양쯔강 중류의 협곡인 삼협(三峽)이라는 곳을 지나게 되었다. 이곳은 쓰촨과 후베이의 경계를 이루는 곳으로 중국에서도 험하기로 유명한 곳이었다. 한 병사가 근처에서 새끼 원숭이 한 마리를 잡아 왔다.

그런데 그 원숭이의 어미가 환온이 탄 배를 쫓아 백여 리를 뒤따라오며 슬피 울었다. 배가 강어귀가 좁아지는 곳에 이를 즈음에 원숭이는 몸을 날려 배 위로 뛰어올랐다. 자식을 구하겠다고 애를 태우며 달려왔지만 배에 오르자마자 죽고 만 것이다. 배에 있던 병사들이 죽은 원숭이의 배를 가르자 창자가 토막토막 끊어져 있었다. 자식을 잃은 슬픔이 창자를 끊어 놓은 것이다. 배 안의 사람들은 모두 놀랐고, 이 말을 전해 들은 환온은 새끼 원숭이를 풀어 주고 그 원숭이를 잡아 왔던 병사를 매질한 다음 내쫓았다.

이 이야기는 본래 모성애를 언급할 때 많이 인용된다. 그런데 필자는 이 이야기 속에 나타나는 스트레스에 관심이 갔다. 새끼가 위험에 처했을 때 어미 원숭이가 받았던 스트레스가 창자가 모두 끊어질 정도로 극심했던 것이다.

하지만 대부분 현대인의 문제는 이야기 속의 어미 원숭이와 반대로 비교적 약한 스트레스가 장기간 계속되는 데 있다. 단기간에 종결되면 문제가 되지 않는다. 하지만 장기간 지속되면 전신에 악순환을 초래해서 질병이 된다. 권투 경기에서 강력한 펀치를 맞고 쓰러진 선수는 금방 의식을 회복하지만 약한 펀치를 오랫동안 맞고 쓰러진 선수는 잘 일어나지 못하는 것과 같다.

현대인들이 만성적인 스트레스를 잘 조절하지 못하는 이유는 약하지만 많은 종류의 스트레스에 장기간 노출되기 때문이다. 한두 가지 스트레스를 줄여도 전체 스트레스의 양은 크게 줄어들지 않기 때문에 피로 회복과 치료가 어려운 것이다.

스트레스가 몸을 파괴한다

우리 몸에 가해지는 모든 스트레스를 인식하고 반응하는 곳은 두뇌다. 두뇌는 인체 모든 기관의 활동을 최종적으로 제어한다. 우리 몸 안과 밖에서 발생하는 모든 스트레스는 신경을 통해 시시각각 두뇌로 전해진다. 두뇌는 스트레스의 내용을 파악하는 동시에 전신의 모든 기관에 가해진 스트레스에 대해 통합되고 적절한 반응을 하도록 명령한다. 이런 활동을 24시간 쉬지 않고 한다. 그런데도 우리가 이것을 인식하지 못하는 이유는 두뇌가 중대한 스트레스 외에는 무의식 단계에서 스트레스를 자동으로 처리하기 때문이다.

우리 몸에 가해지는 스트레스는 많고 다양하다. 만약에 우리가 모든 스트레스에 하나하나 판단하고 반응한다면 우리는 잠도 자지 못하고 어떤 일도 하지 못할 것이다. 이런 매커니즘은 두뇌로 하여금 중요한 일에 집중할 수 있도록 해 주는 편리한 기능이다. 그런데 한편으로는 작지만 유해한 자극에 대해 두뇌가 무감각해지는 현상이 문제가 되기도 한다.

두뇌의 스트레스 조절은 신경과 호르몬을 통해 이루어진다. 신경계는 주로 자율 신경계를 통하고 호르몬계는 두뇌의 아래 부분에 위치한 뇌하수체를 통해 이루어진다. 뇌하수체는 두뇌의 아래에 위치하고 다시 아래로 돌출된 1센티미터 정도의 동그란 기관이다. 두뇌의 명령을 받아 멀리 떨어진 장기에 신호를 보낸다. 산 위에 있는 통신사의 송신탑를 연상하면 정확하다.

이곳 뇌하수체에서는 부신 외에도 갑상선, 생식기 등 여러 장기를 조절하는 호르몬을 분비한다. 스트레스가 지속되면 부신에는 과도한 자극이 가해지면서 상대적으로 다른 기관에 대한 조절 능력이 떨어

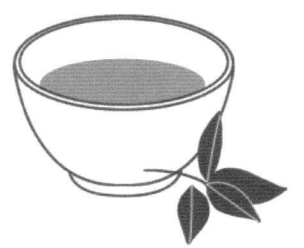

진다. 부신에서는 대표적인 스트레스 조절 호르몬인 코티솔(Cortisol) 외에도 혈당과 혈압을 조절하는 호르몬을 생산한다. 그런데 스트레스가 장기적으로 계속되면 이들 호르몬의 균형을 파괴된다. 그 결과, 갑상선 기능 이상, 성욕 저하나 생리 불순, 혈압과 혈당 조절 실패 등의 결과를 초래한다. 또 과도하게 많아진 코티솔이 면역 세포의 활동을 방해한다. 면역 기능이 떨어지면 세균이나 바이러스에 대한 저항력이 약해지고 암세포가 생기기도 하는 것이다.

코티솔은 갑상선에도 직접적인 영향을 준다. 코티솔이 많아지면 갑상선 호르몬 중에서 비활성형인 T4가 활성형인 T3로 바뀌지 않으며 모양은 비슷하나 기능이 없는 리버스(reverse, 유사물질) T3만 만드는 결과를 초래한다. 쉽게 말해 불량품 호르몬을 만드는 것이다. 이 외에도 손상된 세포의 회복이 느려지고 성장 저하, 만성 피로, 소화 흡수 불량, 뇌 기능이 저하되어 건망증, 우울증, 불면증 등 전신에 부정적인 영향을 준다. 따라서 우리는 스트레스 조절 기관인 부신을 건강하게 관리해야 한다. 그래야만 스트레스로 인한 질병에서 벗어날 수 있다.

• **스트레스를 줄이고 부신을 건강하게 하는 10가지 방법**
1. 정제된 설탕, 술, 카페인 섭취를 줄인다.
2. 단백질 섭취를 늘린다.

3. 알레르기를 일으키는 음식 섭취를 차단한다.

4. 인삼, 감초에는 부신을 보호하는 기능이 있다. 이런 약초를 꾸준히 복용한다.

5. 비타민C 섭취를 늘린다.

6. 스트레스를 조절하는 데 도움이 되는 명상, 기공, 단전 호흡을 한다.

7. 부정적인 사고를 버리고 긍정적인 사고를 하며 자주 웃는다.

8. 가능하면 일찍 잠자리에 들고 충분한 수면을 취한다.

9. 가벼운 운동을 규칙적으로 한다.

10. 야외 활동을 통해 햇빛에 충분히 노출시킨다.

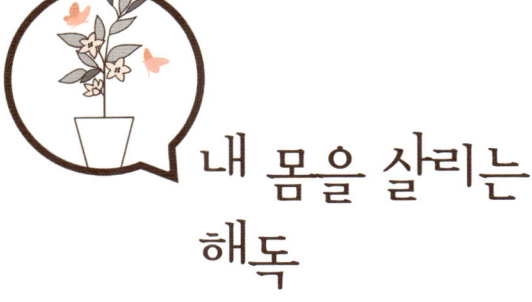

내 몸을 살리는 해독

　우리는 과거에는 상상할 수 없던 과학 기술의 혜택을 누리고 살고 있다. 하지만 그 대가로 환경이 오염되어 깨끗한 물을 마시기가 어렵다. 이런 환경 속에서 건강을 유지하기 위해서는 해독 기능이 무엇보다 중요하다. 폐나 신장 등의 장기에도 어느 정도 해독 기능이 있지만 뭐니 뭐니 해도 간이 중요하다. 해독 기능의 90%는 간에서 이루어지기 때문이다. 간은 해독 기능 외에도 조혈 기능, 담즙과 효소의 생산 등을 담당하는 중요한 기관이다. 하지만 해독이 워낙 중요한 기능이라 다른 기능보다 훨씬 많이 부각된다.

　해독이란 간단히 말하면 외부에서 들어오거나 우리 몸 안에서 자연발생적으로 생겨난 유해한 물질들을 무해한 물질로 바꾸고 몸 밖으로 배출하는 것이다. 우리 몸도 하나의 공장이라고 보면 생체 활동 중에 어쩔 수 없이 독소가 발생한다. 건강한 사람이라면 신속하게 독소를 몸 밖으로 배출한다. 하지만 그렇지 못한 경우도 있다. 환경 오염이나 음주나 흡연을 포함한 잘못된 식습관 등으로 해로운 물질이 자꾸 몸 안으로 들어오면 간에 부하가 걸리게 된다. 간은 전체 기능의 20% 정도만 발휘해도 겉으로는 정상인 것처럼 보인다. 하지만 이런 상태는 현상 유지 상태이지 결코 정상적인 상태는 아니며, 결국에는 문제가 드러난다.

갑상선 기능과 관련해서는 갑상선 호르몬 T4의 20%가 간에서 활성형인 T3로 바뀐다. 만약 간의 해독 기능에 부하가 걸리면 T3로의 전환이 느려진다. 갑상선 기능에 직접적인 기능 이상이 발생하며 간접적으로는 면역 등 다른 기관의 기능에 영향을 준다. 간은 이렇게 중요한 역할을 하기 때문에 누구나 간을 건강하게 하고자 한다. 실제로 많은 사람이 간에 좋은 음식이나 약재 등을 구하기 위해 엄청나게 노력한다.

하지만 손상된 간 기능을 회복하는 것도 중요하지만 애초에 간 기능을 손상시키는 요소들을 철저하게 차단하는 것이 더 중요하다. 잘못된 음식이나 약물의 오남용, 피부나 호흡기를 통해 몸 안으로 들어오는 환경 오염 물질이나 화장품 등에 주의를 기울여야 한다. 그런 다음 유해한 독소들을 효과적으로 처리하는 약재나 영양제, 음식을 찾아도 늦지 않다.

해독과 간에 필요한 영양소로는 비타민B, 비타민C, 엽산, 플라보노이드, 마그네슘, 해독 기능이 있는 단백질 등이 있다. 단백질 중에는 유황 성분이 풍부한 글루타치온이 대표적이다. 글루타치온은 면역과 해독의 종결자라고 해도 될 정도로 그 기능이 탁월하다. 유황 성분이 함유된 단백질로 중금속과 같은 독소를 흡착해서 중화시킨 다음 배설시키는 작용이 뛰어나다. 여기에 면역 강화 기능과 항산화 기능도 있다. 류마티스 관절염, 루푸스 등의 자가 면역 질환, 우울증, 치매, 각종 암, 심장병, 고혈압, 당뇨, 파킨슨병, 천식, 자폐증, 과잉 행동 장애 등 거의 모든 만성 질환환자에게 공통적으로 글루타치온이 부족하다.

글루타치온은 마늘, 양파, 브로콜리, 계란 노른자. 육류 단백질 등을 충분히 섭취하면 얻을 수 있다. 또한 콩나물이나 미나리와 같은 채소, 계란이나 복어와 같은 단백질은 물론, 마늘이나 생강과 같은 향신료, 칡뿌리나 민들레뿌리, 강황과 같은 한약재에도 풍부하게 함유되어 있다. 복어는 잘못 복용하면 오히려 위험할 수 있고 강황과 같은 한약재는 과용하면 해로울 수 있으니 체질이나 증상에 따라서 복용해야 한다.

환자들이 일부 의사들에게 "한약은 무조건 간에 나쁘다."라는 말을 듣고 와 이런 질문할 때가 있다.

"한약은 간에 안 좋다던데요?"

한약에 대한 이러한 폄하는 무지에서 나온 발상이거나 근거 없는 비방일 뿐이다. 한약재에는 해독을 돕는 성분이 풍부한 약재가 많다. 문제는 환자들이 필요한 한약재를 정확하게 사용하지 못하는 경우에 발생한다. 모든 한약이 간을 손상시킨다면 당장이라도 국가에서 모든 한약의 복용을 중단시켜야 할 것이다. 또 한의사들에게서 의료인이라는 자격을 박탈해야 마땅하다.

지금도 아시아권에서는 한약이 광범위하게 쓰이고 있다. 수많은 사람이 한약을 통해 건강을 유지한다. 미국이나 유럽까지 확대돼 한약에 대한 관심이 뜨겁다. 최근에는 해독의 중요성이 알려지면서 다양한 해독법이 유행한다. 그중에는 안전하고 효과적인 해독법이 있는가 하면 효과가 없거나 몸에 해로운 방법도 있다.

필자가 소개하는 7일 해독 프로그램은 안전하고 검증된 해독법이다. 남녀노소 누구나 효과를 볼 수 있다. 하지만 질병이 중한 환자는 너무 자주 하지 말길 바란다. 주치의와 상의해서 1년에 1~2회 정도 하는 것이 적당하다.

7일 해독 프로그램

• **1~2일차**

생수나 녹차만 마시면서 이틀을 보낸다. 하루에 최소 2리터를 마신다. 가능한 여러 번 나누어 마신다. 2일간의 금식은 해독에 매우 중요하다. 하지만 개인의 건강 상태에 따라 금식이 매우 힘든 경우가 있다. 이럴 때는 맑은 쌀죽이나 신선한 과일 주스를 하루에 2~3차례 마신다.

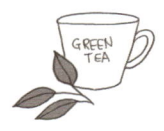

• **3~7일차**

음식을 섭취한다. 급하게 여러 가지 음식을 먹어서는 안 된다. 하루에 한 가지씩 음식 종류를 더한다. 음식 종류를 늘릴 때마다 음식을 먹고 난 후의 신체적·정신적 반응을 주의 깊게 관찰한다. 만약 이상 증세나 통증이 있다면 기억해 놓고 주치의와의 면담 때 알린다.

• **추천하는 식이 요법**

- 아침에 일어났을 때 : 240밀리리터의 따뜻한 레몬즙
- 아침 식사 : 약간의 현미밥과 신선한 과일, 채소, 녹차
- 간식 : 신선한 과일이나 달지 않은 떡 조금
- 점심 식사 : 신선한 채소, 현미밥 적당량, 김치, 된장국, 고구마 등
- 간식 : 신선한 과일과 달지 않은 떡 조금
- 저녁 식사 : 현미밥 적당량, 삶은 채소, 김치, 된장국, 고구마 등
- 틈틈이 : 생수나 녹차를 마신다.

좋은 음식과 피해야 할 음식

- **탄수화물**
  - 권장 : 현미, 설탕을 넣지 않고 현미로 만든 떡
  - 주의 : 흰쌀, 설탕, 꿀, 잼, 옥수수, 감자, 인공 감미료, 밀가루 음식, 보리

- **채소와 과일**
  - 권장 : 신선한 채소와 과일
  - 주의 : 갑상선 기능 항진증이나 변비가 있는 사람은 요리하지 않은 상태로 먹는 것이 좋고 저하증이나 설사, 과민성 대장 증상이 있는 경우에는 삶은 음식이 좋다.

- **기름**
  - 권장 : 엑스트라 버진 올리브유를 가능한 열을 가하지 말고 사용할 것
  - 주의 : 식용유, 마가린, 트랜스 지방

- **음료수**
  - 권장 : 카페인이 없는 허브차, 생수, 정수된 물, 레몬즙을 탄 생수
  - 주의 : 커피, 카페인이 많은 허브차, 탄산음료, 이온음료

- **양념**
  - 권장 : 바다 소금, 좋은 품질의 식초와 레몬즙
  - 주의 : 각종 인공 조미료, 드레싱, 마요네즈, 케첩, 다시다, MSG

- **해독에 부담을 주는 음식**

육류, 초콜릿, 현미를 제외한 곡류, 견과류, 방부제나 보존제 처리가 된 저장 음식, 가공 음식, 유제품

추천하는 생활 요법

- **냉온 요법**

냉온 요법은 혈액 순환과 해독 기능을 도와주고 신진대사를 촉진한다. 하루에 한 번씩 매일 하는 것이 효과가 좋다. 온탕에 3분, 냉탕에 30초 정도 머무르기를 3~4회 반복한다. 냉온탕이 없으면 샤워기로 대신하고 냉수 샤워로 마무리한다. 샤워가 끝나면 따뜻한 차를 마신 후에 바로 잠자리에 들자.

- **사우나**

사우나 요법은 비교적 안전하면서도 효과가 뛰어난 해독 요법이다. 땀을 흘리는 동안 인체의 지방 조직이나 혈액에 쌓여 있던 각종 중금속이나 환경 독소들이 피부를 통해 배설된다. 고온의 사우나는 오히려 해로울 수 있다. 사우나를 시작하기 전은 물론, 사우나를 하는 동안에도 물을 충분히 공급해 주는 것이 중요하다. 15분 동안 사우나를 한 후에 냉수욕을 하자. 이상의 과정을 3~4회 정도 반복하는 것이 좋다. 마무리 역시 냉수욕을 한다. 냉수욕은 혈액 순환을 돕고 독소가 빨리 배설되도록 도와준다.

- **피부 마찰**

피부는 체온을 조절하고 노폐물을 배출하는 기능을 한다. 피부를 자극하면

혈액과 림프의 순환을 도와 체내의 독소를 쉽게 배출할 수 있다. 알레르기 반응이 없는 적당한 크기와 강도의 붓으로 팔, 다리, 허리, 배, 등, 가슴, 얼굴 순으로 쓸어내린다. 방향은 늘 심장을 향하도록 한다. 단, 붓이 젖지 않도록 주의하자.

- **영양 보충제**

해독 프로그램 중에는 평소보다 많은 양의 비타민과 미네랄, 아미노산 등의 영양 물질이 필요하다. 중금속이나 환경 독소는 우리 몸에서 쉽게 빠져나가지 않는다. 이러한 독소를 배설하는 데는 필수 영양소가 많이 소모된다. 또한 적절한 비타민, 단백질, 미네랄의 보충은 해독 기능을 활발하게 한다.

해독 프로그램 중에는 평소보다 간에 독성 물질이 집중된다. 피로, 두통, 근육통, 메스꺼움이 나타난다. 평소 자신이 가지고 있던 증상들이 일시적으로 심해지는 명현 현상이 나타날 수도 있다. 이는 몸 깊숙이 축적되어 있던 독소들이 한꺼번에 배출되면서 나타나는 일시적인 현상이다. 만약 이러한 현상이 3~4일 이상 계속되면 프로그램을 중단하고 주치의와 상의해야 한다.

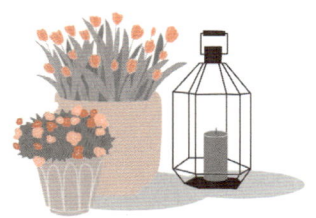

면역 찾고 자신감도 찾았어요

저는 10년 넘게 위염, 비염, 감기, 다래끼 등 잔병과 아토피 같은 피부 질환을 달고 살았어요. 특별히 많이 먹거나 운동을 적게 하는 것도 아닌데 체중이 잘 늘었고, 혈액 순환이 잘 되지 않는지 늘 손발이 차가웠어요. 아침에 일어나는 게 너무 힘들고 무기력하기도 했죠. 아직 젊은데 왜 그런 건지 건강에 대한 자신감을 완전히 잃어버렸어요. 건강한 친구들을 보면 제 자신에게 화가 나고 답답하기도 했죠.

처음에는 몸이 좋지 않으니 한약을 먹어 볼 생각으로 한의원을 찾았어요. 원장님은 저에게 식사 일지를 써 보라고 권하셨어요. 식단 관리를 엄격하게 하셔서 사실 그게 제일 어려웠어요. 원장님은 제가 적은 음식 리스트를 빨간 펜으로 체크까지 하시며 주의를 주셨어요.

"이런 음식들은 피하셔야 합니다."

처음에는 깜짝 놀랐어요. 학생 때로 돌아가 숙제 검사를 받는 것 같았어요. 하지만 원장님의 세심한 관리에 감동을 받았고, 원장님과의 약속을 지키고자 노력하게 되었죠.

중독이라고 할 정도로 좋아하던 커피는 물론, 원장님께서 '먹지 말라', '마시지 말라'고 하는 음식을 전부 끊었어요. 그리고 제 몸에 맞는 음식을 열심히 챙겨 먹었죠. 치료와 식단 관리를 병행하니까 확실히 효과가 좋더군요.

언젠가부터 아침에 일어나는 게 수월해졌어요. 무기력증도 거의 사라졌죠. 가장 신기한 것은 면역 체계가 잡히면서 늘 달고 살던 감기,

다래끼가 모두 사라졌다는 거예요. 살도 빠지고 십 년 넘게 저를 괴롭히던 피부 트러블도 싹 사라졌어요. 주변 사람들로부터 "피부 좋아졌다", "혈색 좋아졌다"라는 말을 많이 들었어요.

이렇게 몸이 좋아지니까 운동할 맛도 났어요. 일주일에 2~3일씩 운동을 했더니 치료 효과가 더욱 좋았어요. 나쁜 증상이 하나둘씩 사라지니 원장님께서도 같이 기뻐해 주셨어요. 몸과 마음이 평온해지니 전에는 찾아볼 수 없던 자신감도 생겼어요. 지금처럼 계속해서 관리해서 앞으로도 건강하고 예쁘게 살고 싶어요.

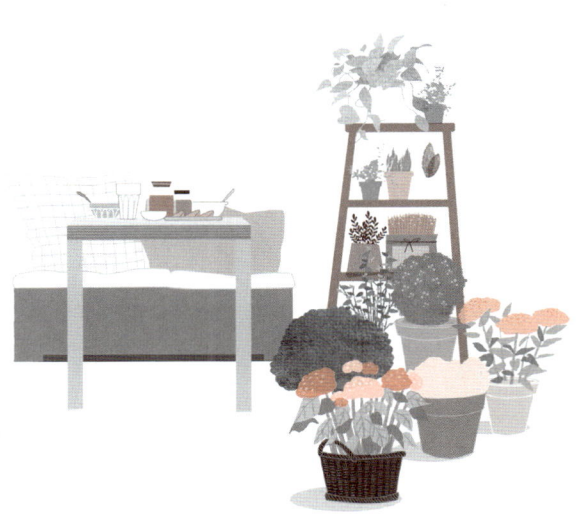

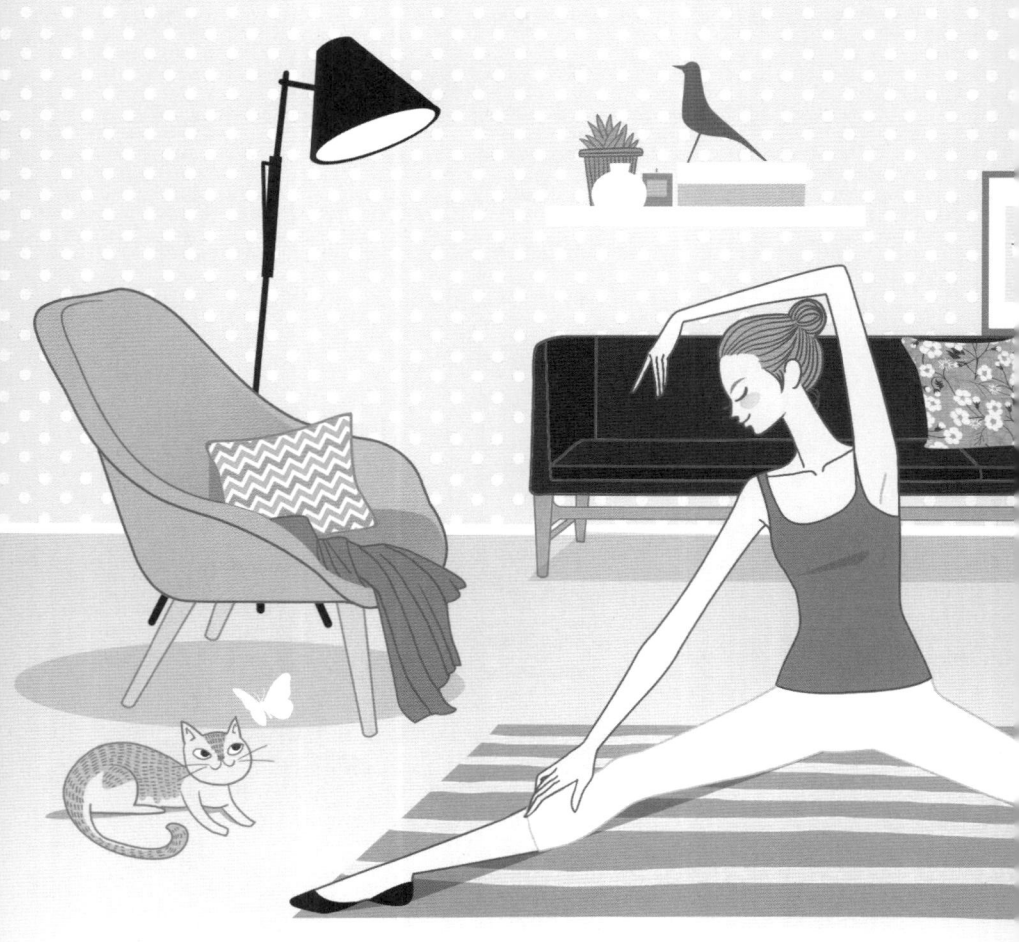

PART 5
먹고 운동하고 예뻐져라

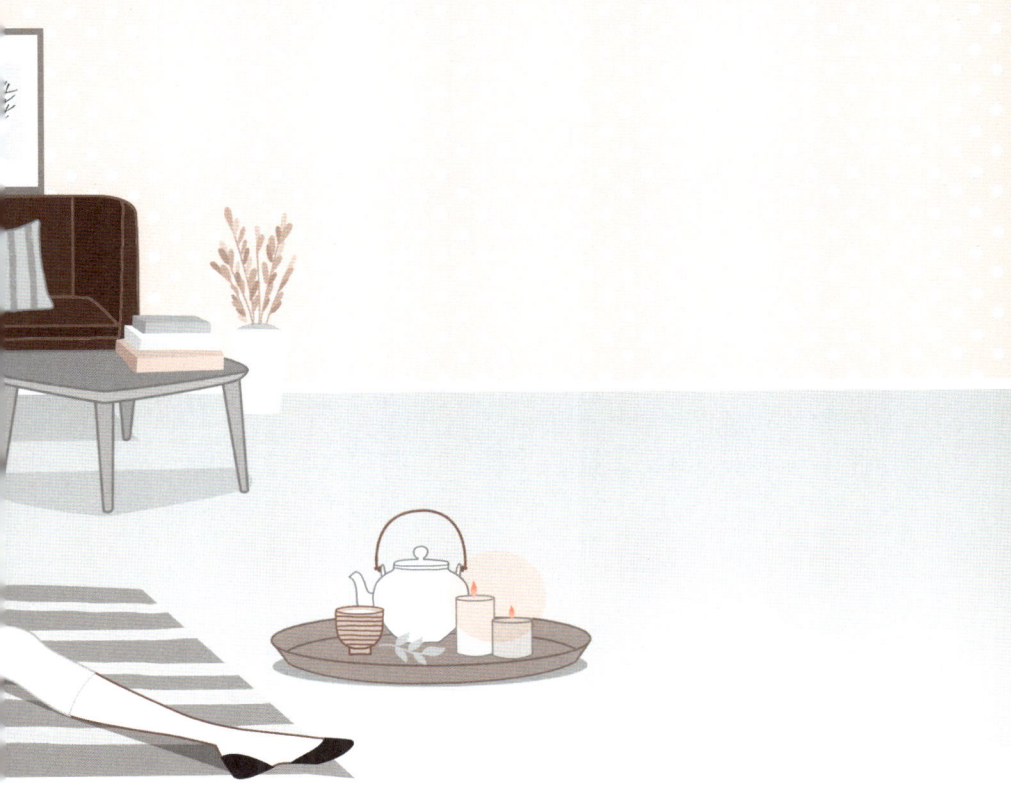

내 몸에 맞아야 수퍼푸드다

　면역력을 높이는 수퍼푸드의 인기가 뜨겁다. 누군가는 10대 수퍼푸드라고 해서 열 가지 음식에 또는 7대 수퍼푸드라고 해서 일곱 가지 음식에 이름표를 붙였다. 그런데 이 수퍼푸드는 사실 특별한 음식이 아니다. 한 가지 특이점이 있다면 서양에서 선정한 것이라서 우리나라에서 잘 자라지 않는다는 것이다. 덕분에 이 낯선 음식들이 신비하게 보이긴 한다. 그러나 그 식물이 자라는 곳에서는 흔하게 먹는 채소나 과일일 뿐이다.

　즉, 서양의 학자들이 아마존과 같은 정글에서 수퍼푸드를 찾아냈다고 해서 그 식물들이 어느 날 갑자기 지구상에 출현

한 것이 아니다. 인류가 오랫동안 먹었던 식품 중에서 면역과 항산화, 항암 작용을 하는 화학 성분들이 발견되어 수퍼푸드라고 명명된 것이다. 이러한 식물들에 대한 연구와 발견은 시작 단계에 불과하다. 앞으로도 엄청난 종류의 수퍼푸드가 출현할 것이다.

수퍼푸드로 꼽히는 식품에는 공통점이 있다. 인공적인 조작이 적고 야생의 혹독한 환경에서 살아남은 탓에 억척스러운 생명력을 가진 식물이 많다. 그런데 이와 같은 특성을 지닌 식품은 우리 민족이 전통적으로 먹어 왔던 이 땅의 식물들 중에도 쉽게 발견할 수 있다. 아직 알려지지 않은 우리의 수퍼푸드가 현재 알려진 수퍼푸드보다 면역, 항산화, 항암 작용이 더 뛰어날 지도 모를 일이다.

실제로 콩의 경우 국산콩이 외래종보다 영양 면에서 우수한 것이 연구로 입증됐다. 최근 한국 식품과학연구원의 영양 분석 결과에 따르면 100g당 서리태(33.2%)·약콩(34.8%)·백태(34.2%) 등 국산 콩류의 단백질 함량이 렌틸콩(22.4%)과 병아리콩(18.3%)보다 높게 나타났다.

그렇다고 해서 필자가 현재 알려진 수퍼푸드 토마토, 블루베리, 브로콜리, 치아씨, 고지베리, 햄프, 위트그라스, 아사이, 클로렐라 등이 아무런 효과가 없다고 주장하는 것은 아니다. 수퍼푸드를 멀리서 찾을 것이 아니라 우리 조상들이 전통적으로 먹어 왔던 먹거리부터 시작하자는 뜻이다. 신토불이(身土不二)라는 말이 공연히 나온 빈말은 아닐 것이기 때문이다.

또 한 가지 명심해야 할 점은 음식의 효과가 누구에게나 동일하게 작용하지 않는다는 점이다. 어떤 사람에게는 수퍼푸드인 음식이 누군가에게는 마이너스로 작용할 수도 있다는 점을 늘 명심해야 한다. 음식에 관해서 이러한 명언이 있다.

'같은 물을 마셔도 독사는 독을 만들고 젖소는 우유를 만든다.'

진료실에서 만나는 환자들은 한의사인 필자에게 음식에 대해 자세히 질문한다. 이는 이제마 선생이 주창한 체질 의학의 영향일 것이다. 체질 의학은 사람의 체질을 네 가지로 나누고 각각의 체질에 따라 잘 생기는 병과 치료법 그리고 건강을 유지하기 위한 식이 요법을 강조했다. 체질에 따라 생기는 질병이 다르고 동일한 질병이라도 체질이 다르면 처방도 달리해야 한다는 이제마 선생의 체질 의학은 한의학은 물론 의학사에서도 매우 혁신적인 이론이다. 동시대의 어떤 학자도 이토록 독창적인 이론을 정립하지 못했다.

현재 인간의 유전자 지도인 게놈 프로젝트를 완성한 이후에야 인간은 유전적 특성에 따라 같은 조건에서도 나타나는 질병이 다르고 또한 맞는 음식과 맞지 않는 음식이 다르다는 것을 알게 됐다. 이제마는 이보다 훨씬 전에 이러한 이론을 정립했으니 대단히 놀라운 사건이 아닐 수 없다.

하지만 체질 의학의 관점에서 인간을 네 가지 체질로 나누고 각각의 체질에 맞는 음식을 나누었다고 해서 반드시 음식에 대한 분류가 정확하다고 할 수는 없다. 필자의 생각으로는 체질, 즉 유전적 특징에 따라 식생활을 다르게 해야 한다는 발상은 매우 정확하다. 그러나 음식을 분류한 부분에서는 오류가 있을 수 있다. 다행히 현대의 고도로 발달된 과학 기술로 보다 정확한 분류가 가능하다.

또 현대인들의 식생활은 과거의 식생활과 매우 다르다는 사실도 음식 분류에 반영되고 있다. 100년 전의 식생활과 현대인의 식생활은 비교할 수 없을 정도로 달라졌다. 현대인은 가공 음식, 외래 음식, 식품 첨가물, 유전자 변이 식품, 패스트푸드 등 과거에는 존재하지 않았던 음식 속에서 살고 있다. 따라서 한의사들이 과거의 단편적 지식만을 고집해서는 안 된다. 식문화의 변화에 따른 실질적으로 도움이 되도록 온고이지신(溫故而知新) 하는 자세와 노력이 필요하다.

음식은 약이다

한의학에서는 약식동원(藥食同源), 즉 '약과 음식은 뿌리가 같다'는 것이 기본 철학으로 꼽힌다. 이러한 사실은 우리가 전통적으로 먹던 식재료가 한약재로 사용되는 경우가 많고 역으로 한약재가 식재료로 쓰이는 일이 많다는 사실이 뒷받침한다. 대표적인 예로 오미자, 도라지, 계피, 대추, 생강이 그러하다.

오늘날 최첨단의 기능 의학(Functional Medicine)에서 가장 강조하는 테마 역시 약식동원과 일맥상통한다. 그것은 바로 '음식은 약이다(Food is Medicine)'이다. 기능 의학으로 인해 최근에 주목 받은 음식으로는 인삼, 강황, 브로콜리, 민들레, 미나리, 포도 등이 있다. 앞으로 분자 생물학 등 첨단 과학을 응용하면 할수록 약효 성분이 있는 약초나 채소의 목록은 늘어날 것이다. 이러한 현실을 예측이라도 한 듯이 수천 년 전에 서양 의학의 시조인 히포크라테스는 이런 말을 남겼다.

"미래의 의사는 약 대신에 음식을 처방할 것이다."

실로 놀라운 예지력이 아닐 수 없다. 그러나 현대 의학이 난치병을 치료한다고 할 때는 최첨단 과학 기술을 응용해서 이제껏 지구상에 존재한 적이 없는 신약이나 신물질을 개발하는 것을 목표로 한다. 환자들은 그러한 신약이 출시될 날만 손꼽아 기다린다. 이러한 현실과 비교하면 음식이 약을 대신한다는 발상은 상당히 획기적이다. 언제 개발될지도 모를 불확실한 신약에 맹목적으로 기대를 걸기보다 쉽게 접할 수 있는 식재료의 효과를 믿어 보는 것이 어떨까.

그러나 음식에 대한 의학적인 조언이 막연해서는 안 된다. 예를 들어 "아무 음식이나 골고루 잘 먹어라", " 갑상선 항진증에는 해조류를 먹지 말고 저하증의 경우에는 먹어도 괜찮다"와 같은 피상적인 조언에 그쳐서는 곤란하다.

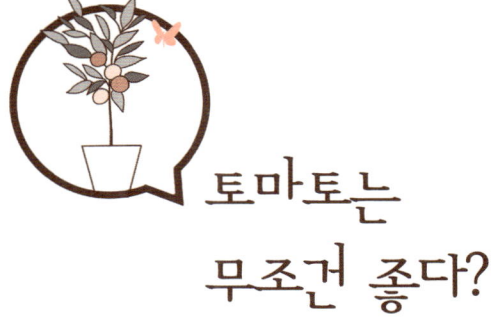

토마토는 무조건 좋다?

"토마토는 갑상선과 건강에 좋지 않을 수도 있습니다."

환자들에게 이렇게 처방을 하면 반드시 다음과 같은 질문이 돌아온다.

"왜요? 토마토는 좋은 음식 아닌가요?"

몇 년 전부터 온 국민이 토마토 열풍에 휩싸여 있다고 해도 과언이 아니다. 하루가 멀다 하고 TV나 신문에서 토마토의 효능을 칭찬하는 기사가 쏟아지니 어찌 보면 당연한 결과다.

알려진 대로 토마토에는 매우 유익한 성분이 많다. 비타민 A와 C, 강력한 항산화 성분인 라이코펜이 풍부하다. 라이코

펜은 각종 암을 일으키는 원인 물질인 활성 산소로부터 세포와 조직을 보호한다. 또 햇빛에 포함된 유해한 자외선을 중화시키는 능력이 뛰어나다. 이외에도 토마토에는 건강에 유익한 성분들이 풍부하게 함유되어 있다.

토마토에 관한 내용이 여기까지라면 토마토는 너무나 훌륭한 건강식품이고 항암식품이다. 하지만 토마토에는 솔라닌(Solanine)이라고 하는 독성 물질이 들어 있다. 솔라닌은 감자에도 있다. 감자의 싹에 독이 있다고 하는 것은 바로 솔라닌 성분을 말하는 것이다.

감자의 싹만큼은 아니더라도 토마토에도 엄연히 솔라닌이 들어 있어 솔라닌에 민감한 사람은 강한 약리 작용을 일으킨다. 구역질과 복통, 두통에서부터 심하면 근육 경련, 환각을 일으키고 생명을 위협할 수도 있다. 감자를 영어로 포테이토(Potato)라고 하고, 토마토는 영어로 토마토(Tomato)라고 하니 둘은 이름도 비슷하다. 감자와 토마토는 똑같이 가지과 식물(Nightshade)에 속하고 솔라닌을 함유한다는 점에서 비슷한 구석이 많다. 이 밖에 솔라닌이 함유된 식물이 더 있는데 가지와 담배가 대표적이다.

일부에서는 토마토에 들어 있는 솔라닌의 양이 감자의 싹에 비해 적기 때문에 무해하다고 주장한다. 그러나 그것은 사실이 아니다. 실제로 많은 사람이 토마토를 먹으면 문제를 일으킨다.

토마토와 관련해서 기억에 남는 환자가 있다. 필자가 캐나다 토론토에 살았을 때의 일이다. 30대 중반의 아이 엄마인 백인 여성이 한의원을 찾아 왔다. 환자의 주된 증상은 심한 두통이었고 그 밖에도 관절통, 심한 피로, 원인을 알 수 없는 발열과 심한 생리통을 앓고 있었다.

그녀는 전문직 공무원이었고 자신의 병을 치료하기 위해 수년간 토론토의 유명한 전문의들을 찾아다녔다고 했다. 그러나 상태는 호전되지 않았다. 마지막으로 지푸라기라도 잡고 싶은 심정으로 필자를 찾아온 것이다. 필자는 전공 분야인 침과 응용근신경학(Applied Kinesiology)적 치료를 병행하면서 그녀의 식생활을 체크했다.

그 결과, 토마토에 문제가 있는 것으로 나타났고 토마토를 먹지 말 것을 권유했다. 환자는 필자의 조언에 철저하게 따랐다. 이후 환자의 모든 증상은 매우 놀라울 정도로 사라졌다. 얼마 지나지 않아 치료를 종결했다. 마지막 날 그녀는 자신이 이탈리아계 이민자의 후손임을 밝혔다. 그러면서 자신도 토마토가 이처럼 큰 문제를 일으킬지 몰랐다고 덧붙였다.

이처럼 시중에 알려지고 유행하는 건강식품이 개개인에 따라 다르게 작용할 수도 있다는 사실을 명심해야 한다. 우리는 모두 다른 유전적 특징을 가졌기 때문에 일반적으로 알려진 것과는 다르게 예외적인 반응을 일으킬 수 있다.

그렇다면 어떤 음식이 내 몸에 맞고, 어떤 음식을 피해야 하는지 아는 것이 관건이다. 어떻게 알 수 있을까. 이것이 실제 환자들이나 건강식을 하려는 사람들이 가장 궁금해 하는 점이다. 가장 정확하게 적합성을 알아내는 방법은 IgG면역항체검사법이다. 다른 말로 음식 알레르기 검사라고도 한다. 이 검사법은 혈액 검사를 통해 수십 가지의 음식이 자신의 유전자와 어떤 반응을 보이는지 정확하게 알아보는 검사법이다. 여섯 단계로 그 적합성을 알 수 있다. 만일 0~1단계가 나오면 아무런 문제를 일으키지 않는 것이고, 2~3단계가 나오면 중간 정도의 주의를 해야 하며, 4~5단계가 나오면 그 식품을 먹지 말아야 한다. 이 방법은 비교적 정확하지만 비용이 들고 매번 혈액을 뽑아야 하는 단점이 있다. 누구나 검사하기에는 현실적으로 어려움이 따른다.

또 다른 방법은 환자 스스로 음식에 따라 나타나는 신체적인 반응을 주의 깊게 살펴보는 것이다. 단, TV나 인터넷에서 어떤 음식이 무조건 좋다고 떠들면서 갖게 된 선입관을 철저히 버려야 한다. 오직 자신의 몸에서 나타나는 반응을 주의 깊게 살펴보아야 내 몸에 맞는 음식을 찾을 수 있다.

단편적인 지식을 믿어 버리면 우리의 몸과 내면에서 나오는 소리를 듣지 못한다. 예를 들어서 토마토를 먹을 때마다 컨디션이 나빠지고 두통이 생긴다고 가정하자. 분명 몸이 좋지 않은데도 건강한 음식이라고 믿어 버렸기 때문에 피로나 두통의 원인을 토마토가 아닌 다른 데서 찾으려고 한다. 이렇게 해서는 내 몸에 맞는 음식을 찾을 수 없다.

우리 몸을 괴롭히는 특징적인 증상이 나타날 때마다 먹은 음식을 체크해야 한다. 만약 어떤 특정한 음식이 의심이 되면 3~6개월간 그 음식을 피하고 증상이 호전되는지를 관찰한다. 증상이 확실히 호전되면 일단은 그 음식이 문제를 일으키는 것으로 봐야 하는데 아직 100% 확신해서는 안 된다. 만에 하나라도 다른 원인이 있을 수 있기 때문이다. 그 이후에 의심되는 음식을 다시 먹어 보고 전에 나타나던 증상이 다시 나타나면 그때는 분명하게 확신해도 좋다.

몸에 맞지 않는 음식이 일으키는 증상은 매우 다양하고 복잡하다. 일반인들은 이를 구별하기가 쉽지 않다. 일차적으로는 소화와 관계되는 복통, 설사, 더부룩함, 가스 등의 증상이 나타난다. 만약 이런 증상들만 나타난다면 알아차리기 쉬울 것이다. 그러나 피로감, 어지럼증, 무기력증, 관절통, 알레르기, 피부 발진, 천식, 두통, 불면증에서부터 우울증이나 불안증 등 음식과는 전혀 무관할 것 같은 증상들이 나타나는 것이 문제다.

요오드 대혼란

갑상선 질환을 앓고 있는 환자들이 가장 궁금해 하는 것 중에 하나가 바로 요오드를 어떻게 할 것인가 하는 문제다. 통상적으로는 '요오드 섭취가 부족하면 갑상선 기능 저하증이 오고, 요오드를 과다 섭취하면 갑상선 기능 항진증이 생긴다'고 알려져 있다. 최근 증가하는 자가 면역 갑상선염은 물론이고 갑상선암이나 결절도 과다한 요오드 섭취가 원인일 수 있으므로 환자들은 요오드의 섭취를 줄여야 한다고 생각한다.

인터넷에 떠도는 요오드에 관한 이야기들은 일관성이 없어 환자들을 더욱 혼란스럽게 한다. 필자도 초기에 갑상선 질환을 치료하던 시절에는 요오드에 관해 일반적으로 알려진 정도의 지식만 갖고 있었다. 이후에 많은 환자를 치료하면서 그들이 식습관과 치료 경과, 최신 정보들을 종합했다.

그 결과, 요오드는 우리가 흔히 알고 있던 것처럼 갑상선 질환을 일으키는 주범이 아님을 알 수 있었다. 물론 극단적으로 지나치게 섭취하는 것은 나쁠 수 있다. 그러나 현실은 오히려 요오드의 섭취가 부족해서 갑상선 질환으로 발전된 경우가 더 많았다. 마치 피부암이 무서워서 햇빛을 차단했다가 골다공증, 면역저하, 우울증과 같은 심각한 질병을 얻는 것과 같다.

그러면 무엇 때문에 요오드가 공공의 적으로 인식된 것일까? 요오드 사용의 오류를 지적하는 의사들은 1948년에 발표된 연구 논문에 주목했다. 그 당시 미국인 의사인 울프와카이코프(Wolff-Chaikoff)는 쥐를 실험한 결과를 토대로 요오드가 갑상선종과 갑상선 기능 저하증을 유발시킬지도 모른다는 다소 애매한 논문을 발표했다. 그때까지만 해도 의학계서 별로 주목을 끌지 못했던 이 논문은 이후 이들이 미국보건성에 근무하게 되면서 주목을 끌게 됐다. 그리고는 하나의 사실처럼 인식되기 시작했다. 때마침 개발된 합성 호르몬인 신지로이드의 열풍과 더불어 전통적인 갑상선 치료제인 요오드가 위험한 물질로 내몰린 것이다. 제약회사에서 만든 약물들이 요오드의 자리를 점령하기 시작했다.

문제는 이들 약물이 갑상선 질환을 치료하는 데 요오드를 사용하는 것보다 더욱 효과적인가하는 점이다. 결과는 그렇지 않다. 요오드가 사라진 이후로 갑상선 기능 저하증, 갑상선 기능 항진증, 갑상선염, 갑상선종, 갑상선암 등 각종 갑상선 질환은 폭발적으로 증가했다. 이러한 사실은 각종 통계를 통해서도 증명된다.

요오드는 갑상선을 건강하게 하고 갑상선암을 예방하고 치유할 수도 있는 매우 유익한 영양소다. 요오드는 여성의 유방, 자궁, 난소는 물론, 남성의 전립선, 안구나 구강, 인후 등 분비샘을 비롯해서 두뇌를 건강하게 만들어 주는 소중한 영양소다.

요오드를 반대하는 편에서는 한국인들은 김, 미역, 다시마와 같은 해조류를 자주 먹기 때문에 갑상선 질환이 늘어난다고 주장한다. 한국인들의 요오드의 섭취가 많은 것은 사실이다. 하지만 개개인의 식습관에 따라서는 요오드 섭취가 부족한 경우도 많다. 또 이보다 더 큰 문제는 수돗물이나 치약에 포함된 불소, 각종 소독제에 들어있는 염소나 브롬 같은 화학물질이다. 이것이 다량으로 체내에 축적되면 요오드의 작용을 방해하고 요오드 결핍증으로 이어진다.

요즘은 국내에서도 몇몇 전문의와 학회를 중심으로 요오드의 효능에 대해 홍보하고 있다. 그러나 기존의 잘못된 인식이 뿌리 깊어서 아직 이러한 사실을 알지 못하는 환자들이 대다수다.

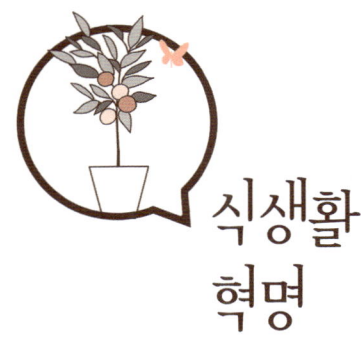

식생활 혁명

　오늘을 사는 대한민국 사람들에게 음식은 무엇일까. 텔레비전이나 SNS와 같은 매체를 보면서 필자는 깜짝 놀란 적이 있다. 몇 년 전에는 없던 흥미로운 트렌드가 보였기 때문이다. 그것은 바로 음식에 대한 욕망이다. 이른바 '먹방'을 표방하는 방송이 굉장히 많아졌다. 요리를 만들고 맛집을 찾아가는 프로그램은 물론, 출연자가 농촌이나 어촌에 가서 세 끼를 전부 자급자족하는 콘셉트의 프로그램도 있다. SNS는 또 어떤가. 페이스북이나 개인 블로그엔 맛있는 음식 사진이 넘쳐 난다. 맛집에 가서 먹은 요리, 직접 만든 요리 등 가리지 않고 페이지를 점령하고 있다.

지금 대한민국은 누가 더 많이, 누가 더 맛있게 먹는지 경쟁하고 있다고 해도 과언이 아니다. 이러한 먹방 문화를 공유하는 세대는 가난해서 먹을 것이 귀했던 시절에 자라난 세대가 아니다. 오히려 이들은 풍족한 물질문화와 음식의 수혜를 한 몸에 받으며 자라난 세대다.

필자는 젊은 층에게 음식이란 하나의 놀이, 문화 코드로 자리 잡았다고 생각한다. 극소수의 사람을 제외하면 사람은 누구나 맛있는 음식에 대해 관심을 갖는다. 음식을 먹는 것은 즐거운 일이고 사람들은 그 즐거운 일을 눈치 보지 않고 즐기기 시작했다. 아마도 이러한 문화는 당분간 꺾이지 않는 유행으로 자리매김할 것이다.

그런데 이렇게 음식을 즐기는 사람들이 많아진 것과 음식 문화가 제대로 자리 잡은 것 사이에는 괴리가 있다. 식당은 헤아릴 수 없이 많고 세계의 음식을 다 맛볼 수 있을 정도로 다양해졌다. 하지만 성숙한 음식 문화는 완성형이 아니라 진행형이다. 왜냐하면 여전히 많은 수의 사람이 질적으로 향상된 음식을 먹지 못하고 있기 때문이다.

음식은 단순히 칼로리 공급을 위한 에너지원이 아니다. 우리 몸의 모든 세포의 구성 성분이다. 이것은 면역 세포에 있어서도 예외는 아니다. 면역 체계는 각각의 다른 기능을 하는 면역 세포와 그 면역 세포들이 만들어 내는 항체와 정보 전달 물질로 이루어진 매우 정교한 시스템이다. 면역 체계는 암세포를 감시하고 파괴하는 고유의 기능을 잃어서도 안 되고 고유한 세포나 조직을 파괴하는, 자가 면역 질환으로 발전되어서도 안 된다. 즉, 적절한 균형을 이루는 것이 매우 중요하다. 면역 체계가 이러한 정교한 균형을 이루기 위해 적절한 영양의 공급은 필수적이다. 음식에 포함된 여러 가지 영양소들은 면역 체계의 신호를 전달해 주는 신호 전달 물질을 만드는 재료이기 때문이다.

이렇게 음식의 중요성은 몇 번을 강조해도 모자랄 정도다. 하지만 먹는 것이 풍족하다 못해 넘쳐 나는 이 시대에도 건강한 음식을 올바로 섭취하는 일은 쉽지 않다. 예를 들어 남녀노소 누구나 즐겨 찾는 카페에 가 보자. 필자도 종종 카페에 들러서 커피를 마시곤 한다. 가끔 그곳에 앉아 다른 손님들이 무엇을 먹는지 지켜보기도 한다. 케이크, 시리얼과 쿠키, 크림이 잔뜩 올라간 와플, 일회용 용기에 담긴 뜨거운 커피 등 매장 안에 있는 대부분의 사람이 이런 음식을 먹고 있다. 비단 카페에서만 이런 음식을 먹는 게 아닐 것이다. 그들이 집에 간다고 해서 건강식 위주로 식사를 하겠는가. 아마도 라면을 끓여 먹고, 피자나 치킨을 배달시켜 먹고, 플라스틱 용기에 담긴 도시락을 데워 먹고, 식당에서 내놓는 중국산 김치를 먹으며 살아갈 것이다.

필자는 결코 식생활이 열악한 사람들을 비난하려는 게 아니다. 그보다는 음식 산업이 발전한 데 비하면 아직도 성숙하지 못한, 우리의 빈곤한 음식 문화가 안타까울 뿐이다. 식품과 영양에 대해 관심이 있지 않는 한 밀가루가 왜 몸에 나쁜지, 식물성 기름과 유지방을 왜 줄여야 하는지 아는 사람이 드물다. 교육과 홍보가 제대로 이루어지지 않고 있기 때문이다.

음식은 정보다

 우리는 매일 먹는 음식을 통해 생존에 필요한 에너지를 공급받는다. 그렇다고 해서 음식이 단순히 에너지의 공급원으로서의 역할만 하는 것이 아니다. 음식이란 복잡한 유전자의 복합체이면서 많은 정보를 담고 있다. 당연히 음식의 종류와 질에 따라 우리 몸에서 일어나는 생리적 반응이 달라진다. 면역, 호르몬, 해독, 소화, 신경계에 건강한 신호를 줄 수 있고 반대로 질병을 일으키는 신호를 줄 수도 있다.

 일차적으로 탄수화물, 단백질, 지방은 에너지의 원천이 되는 3대 영양소다. 하지만 이들 영양소는 단순히 에너지를 공급하는 재료가 아니다. 내용과 질에 따라 염증을 일으키기도 하고, 반대로 억제하기도 한다. 또 에너지를 만들지는 못하지만 필수적인 생리 활동 특히, 면역 세포에 작용하여 염증을 억제하는 데 반드시 필요한 물질도 있다. 대표적으로 여러 종류의 비타민과 무기질, 물을 꼽을 수 있다. 또한 똑같은 음식을 먹더라도 음식을 먹는 습관이나 방법 등에 따라 면역 기능이 강해지기도 하고, 약해지기도 한다.

　이렇게 보면 음식을 먹는 일은 그리 간단하지 않다. 그렇다면 매일 무심코 먹던 음식을 어떻게 먹어야 잘 먹을 수 있을까?

1. 채소와 과일을 충분히 먹는다

건강을 유지하는 것은 물론, 만성 난치성 질환을 예방하고 치료하는 데 채소와 과일이 도움이 된다는 연구 결과는 무수히 많다. 학자들은 하루에 다섯 번 이상 이러한 과일과 채소를 먹을 것을 권장한다. 다섯 번은 못 먹더라도 여러 번 먹으려 노력하자.

몸에 좋다고 알려진 한두 가지 채소와 과일을 집중적으로 먹기보다는 여러 가지 채소와 과일을 골고루 섭취하는 것이 좋다. 또한 신문이나 방송에서 유행하는 것만을 고집하기보다는 조상 때부터 먹어온 채소와 과일을 꾸준히 골고루 먹는 것이 중요하다.

채소와 과일의 결정적인 차이점은 당분과 섬유질에서 찾을 수 있다. 과일은 채소보다 달콤해서 먹기 좋지만 과하면 혈당의 문제를 일으키기 쉬우니 주의해야 한다. 또 과일보다는 채소에 섬유질이 풍부하다. 맛보다 건강을 생각한다면 당연히 과일보다는 채소가 좋다.

2. 생선을 자주 먹는다

우리가 섭취하는 지방은 대략 세 가지 종류가 있다. 동물성 지방에는 포화 지방, 올리브유는 단순 불포화 지방 그리고 복합 불포화 지방이 여기에 속한다. 복합 불포화 지방은 오메가3와 오메가6로 나뉘는데, 오메가6는 참기름에 풍부한 감마리놀레익산을 제외하고는 거의 염증을 촉진하는 역할을 한다. 오메가6는 식용유 등에 많다. 반면 오메가3는 주로 생선 기름에 풍부한데 생선 외에도 아마유, 달맞이꽃, 종자유 등에 포함되어 있다.
오메가3는 생선에도 풍부하다. 반면 바다의 오염 정도에 따라 중금속, 특히 수은에 오염된 생선이 있으니 주의해야 한다. 주로 참치나 상어와 같은 큰 물고기에 수은의 농도가 높은 편이다. 먹이사슬의 꼭대기에 있는 생선에 수은이 많이 축적되기 때문이다. 청정한 해역에서 자라 해류를 타고 이동하는 작은 물고기들이 수은의 오염이 덜된 편이다. 고등어, 명태, 꽁치, 연어는 좋은 오메가3 공급원이다. 적어도 일주에 2~3번은 생선을 먹는 것이 좋다.

3. 올리브유나 들기름을 사용한다

지방은 다른 영양소보다 훨씬 직접적이고 강력하게 염증에 반응한다. 그런데 지방만큼 갈수록 나쁘게 변형되고 있는 음식도 없다. 기름은 쉽게 맛이 변하고 산패하는 단점이 있다. 그래서 변하지 않고 오래 보관되는 형태로 바뀌었다. 이렇게 변형된 지방은 면역 체계를 혼란하게 만들고 염증을 악화시킨다. 따라서 변형된 지방이 아닌, 인류가 전통적으로 먹었던 지방을 먹는 것이 좋다.

- 염증을 일으키는 지방

오메가6 지방산은 염증을 확산시키는 작용을 한다. 다른 말로 리놀레익산 (Linoleic acid)이라고 불리기도 하며 옥수수유, 해바라기씨유, 대두유, 면실유 등 대부분의 식용유의 주성분이 오메가6 지방산이다. 대부분의 가공식품에 사용된다.

트랜스 지방은 마가린, 튀김, 과자나 케이크, 쇼트닝 과 같은 음식의 재료로 쓰인다. 오메가6 지방에 수소를 첨가해서 액체의 식물성 기름을 고체의 형태로 가공하면 트랜스 지방이 만들어진다. 염증을 억제하는 오메가3 지방산이 작용하지 못하도록 방해한다.

활성 산소를 뜻하는 유리기는 프리라디칼(free radical) 혹은 자유기(自由基)라고 불린다. 이것은 우리 몸의 모든 세포에 손상을 가해 노화와 만성적인 염증을 일으킨다.

- 염증을 줄여 주는 지방

오메가3 지방산은 강력한 염증 억제 물질을 만드는 재료의 역할을 한다. 올리브유나 코코넛 오일에 풍부한 오메가9 지방산 역시 오메가3 지방산과 마찬가지로 염증을 억제하는 작용이 있다. 비타민C나 비타민E와 같은 항산화제는 세포막과 DNA를 손상시키는 유리기를 제거해서 염증을 억제시킨다.

4. 조금 부족한 듯 먹어 칼로리를 줄인다

칼로리의 섭취를 줄이면 프로스타그란딘과 같은 염증을 촉진하는 물질들의 생산이 줄어든다. 이렇게 하면 염증 반응에 의한 노화와 치매를 예방할 수 있다. 과도한 칼로리의 섭취는 과도한 대사 과정을 필요로 한다. 여분의 칼로리가 지방으로 저장되거나 에너지로 전환되는 과정에서 다량의 유리기가 생산된다.

사냥개를 이용하여 사냥을 하는 사람들은 사냥 전날 개를 굶긴다는 이야기가 있다. 하루를 굶겨야 훨씬 사냥에 적극적이고 전투적이 된다는 것이다. 우리 몸의 면역 체계도 사냥개에 비유될 수 있다. 가끔 단식을 하고 하루에 8시간 정도는 장을 비워 보자. 배가 고플 때만 음식을 먹고 늘 약간 부족한 듯 먹으면 면역 체계를 강력하게 유지할 수 있다.

5. 증상을 일으키는 음식은 피한다

특정한 음식에 거부감이 생기거나 매번 특정한 음식을 먹을 때마다 원인을 알 수 없는 증상이 생긴다면? 증상은 개인에 따라 다양하나 복통과 같은 소화기 증상은 물론, 피로감, 하품, 어지럼증, 두통, 두드러기, 천식 등 다양한 신체 증상이 생길 수 있다. 이러한 음식들은 대개 염증을 일으키고 내분비계를 교란하는 음식일 가능성이 높으므로 피해야 한다.

6. 커피보다는 녹차를 마신다

우리나라는 세계에서 손꼽히는 커피 소비국이다. 커피가 건강에 미치는 영향에 대해서는 과거부터 꾸준하게 갑론을박이 있었다. 커피는 카페인이 다량 함유되어 있고 유익한 미네랄은 거의 없다. 그럼에도 커피 소비가 늘어나는 이유는 카페인이 일시적으로 부신을 자극하여 활력을 느끼게 하기 때문이다.

하지만 이러한 효과는 지쳐서 휴식이 필요한 부신에 채찍질을 가하여 일시적으로 뛰게 하는 것과 다를 게 없다. 보통 스트레스와 피로가 쌓인 사람일수록 커피에 의존한다. 여기에 설탕이나 시럽, 우유까지 첨가하면 어떻게 되겠는가. 가끔씩 마시는 것은 문제가 되지 않으나 습관적으로 마시면 면역 기능을 떨어뜨리고 염증을 일으킨다.

반면에 녹차는 콩이 아닌 식물의 잎으로 만든 차다. 한의학에서는 녹차가 심장의 열을 내리고 두뇌를 맑게 하는 작용이 있으며 마음을 가라앉히는 효과가 있다고 본다. 녹차에는 비타민과 무기질 등 다양한 유효 성분이 많은데, 이 중에서도 특히 카테킨(Catechin)이 유명하다. 카테킨은 항산화 효과와 염증을 억제하는 효과가 있어 암과 심장병을 예방한다. 이밖에도 각종 허브차와 차잎을 발효시켜 만든 보이차 등도 꾸준하게 마시면 염증을 억제하고 두뇌를 맑게 하며 스트레스를 줄여 준다.

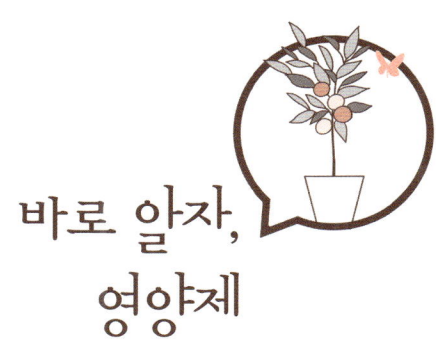

바로 알자, 영양제

　언젠가부터 건강식품이나 영양제를 한두 가지 이상 복용하지 않는 사람을 찾아보기가 쉽지 않다. 분명 우리는 과거에 비해서 윤택하고 건강에도 관심을 기울이는 시대에 살고 있다. 그럼에도 스트레스나 질병은 늘어났고 몸의 여기저기 아픈 곳이 많아진 것 또한 사실이다. 그렇다면 건강식품이나 영양제를 별도로 사서 먹어야 건강해질 수 있을까?

　어떤 학자들은 현재의 건강식품이나 영양제의 열풍이 상업적인 광고의 결과이며 음식만 골고루 섭취하면 영양 보조제는 필요 없다고 주장한다. 반면 한편에서는 현대인의 먹거리를 분석한 결과, 과거에 비해 칼로리는 늘어난 반면 비타민이나 미네랄은 부족하기 때문에 영양제를 따로 섭취하여야 한다고 주장한다.

필자가 보기에는 양쪽 모두의 주장에 타당성이 있다. 중요한 것은 개개인이 어떤 환경에 있느냐는 것이다. 즉, 균형 잡히고 건강한 식습관을 유지하고 있는 사람이라면 굳이 영양제나 건강 기능 식품을 따로 사 먹을 필요는 없다. 하지만 편식이나 다른 이유에 의해 모든 영양소를 균형 있게 섭취하지 못할 상황이라면 따로 영양제를 복용하는 것이 필요하다.

그러나 건강 기능 식품의 효능을 과신하는 것은 금물이다. 건강 기능 식품은 제약회사의 효자 노릇을 하는 상품이다. 선택에서부터 효능을 과장한 광고에 혹해서 구입할 수 있다. 누군가의 입소문에 의해 자신의 상태와 무관한 영양제를 구입하는 경우도 많다. 또 건강 기능 식품 시장에 쏟아지는 상품의 종류는 무척 다양하다. 홍삼, 종합 비타민, 블루베리, 미네랄, 오메가3 등. 이 중에서 우리는 무엇을 선택해야 할지 혼란스럽다. 건강 기능 식품 홍수 속에서 내 몸에 꼭 필요한 영양제나 건강 기능 식품을 선택할 수 있어야 한다.

가장 먼저 우리 몸이 어떤 영양제를 필요로 하는지부터 알아보자. 생명을 유지하기 위해서는 음식을 통한 영양분의 흡수가 필수적이다. 영양소 중에는 음식이라는 재료를 통해 우리 몸에서 만들어서 사용할 수 있는 것이 있고 우리 몸에서 스스로 만들 수 없어 외부에서 공급해 주어야 하는 것이 있다. 이렇게 외부에서 공급해 주어야 하는 영양소를 필수 영양소라고 한다. 대부분의 비타민과 미네랄 그리고 몇몇 종류의 단백질이 여기에 속한다.

필수 영양소의 종류
- **비타민**

비타민A, B1, B2, B3, B5, B6, B12, C, D, E, K

- **미네랄**

칼슘, 마그네슘, 포타슘, 클로라이드, 소듐, 황, 인, 구리, 철, 아연, 망가네이즈, 몰리브덴, 셀레니움, 요오드, 보론, 크로미움, 바나디움

- **필수 지방산**

오메가3 지방산(ALA, EPA, DHA), 오메가6 지방산(리놀레익산, 감마 리놀레익산)

- **필수 아미노산**

트립토판, 메티오닌, 페닐알라닌, 트레오닌, 발린, 루신, 이소루신, 라이신

이 중에서 섭취량이 문제가 되는 영양소가 바로 비타민이다. 비타민은 도대체 얼마나 먹어야 하는가. 비타민을 복용할 때 기준이 되는 것이 바로 일일 섭취 권장량(RDA)이다. 일일 섭취 권장량은 2차 세계대전 중에 미국 정부가 군인들의 심각한 영양 결핍을 방지하기 위해서 정해 놓은 최소한의 기준이다.

비타민C를 예로 들어보면 비타민C 일일 권장 섭취량이란,

바로 괴혈병을 방지하기 위한 최소한의 용량을 기준으로 제시한 것이다. 현재 괴혈병은 거의 사라지다시피 했다. 그럼에도 비타민C 섭취량이 충분하지 않으면 그 역시 다양한 건강상의 문제를 일으킬 수 있다.

이렇게 영양이 직접적으로 질병을 일으킬 만큼 부족하지 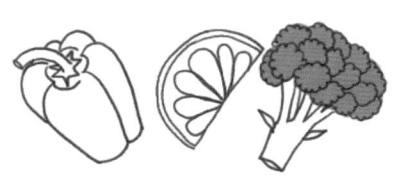 는 않지만 정상적인 대사 과정을 유지하기에는 부족한 상태, 다양한 질병의 발병, 간접적인 발병 원인이 되는 정도의 부족 상태를 일컫는 말이 따로 있다. 준임상적 부족증(Subclinical Deficiency)이다. 비타민이 충분하지 않아 준임상적 부족증이면 다양한 신체 증상이 생긴다. 그런데 증상들이 광범위하고 구별하기가 힘들다. 때문에 일반인들은 이에 대한 심각성을 잘 인식하지 못한다. 피로, 무기력증, 집중력 저하, 면역력의 저하, 근육통, 저림 증상 등이 비타민의 준임상적 부족증일 때 흔히 나타나는 증상이다.

그러므로 비타민과 무기질을 복용해서 효과를 보려면 하루 권장량이 아닌 질병이나 내 몸의 상태를 기준으로 삼아야 한다. 그래야만 비타민 섭취로 기대했던 효과를 누릴 수 있을 것이다.

햇빛, 소중한 천연 치료제

오늘날 여성들이 가장 많이 오해하고 있는 건강 상식 중에 첫 번째를 꼽으라면 필자는 주저 없이 햇빛에 관한 오해를 꼽겠다.

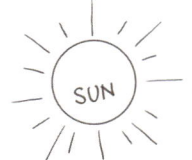

"햇빛은 희고 깨끗한 피부의 적이다!"

수십 년 대중 매체에서 반복적으로 우리의 마음과 뇌를 세뇌한 덕분에 요즘은 남녀노소 가릴 것 없이 외출할 때면 자외선 차단 크림은 기본이고 양산, 모자, 토시, 마스크 등 전투를 나가는 군인을 방불케 하는 중무장을 한다.

왜 그런 복장으로 다니느냐고 물으면 그 여성은 아마도 이렇게 대답할 것이다.

"피부가 상하니까요."

아름다워지기 위해 빈틈없이 피부를 가린 셈인데, 그 모습이 전혀 아름답지 않으니 참으로 아이러니한 일이다. 그렇다면 화상 환자와 다를 바 없이 피부를 가려야 할 정도로 태양, 햇빛이 위험할까? 불행하게도 5%는 그러하고, 95%는 그렇지 않다. 통계에 따르면 전 세계에서 피부암으로 사망하는 환자는 한 해에 오만여 명 정도다. 그중에서도 햇빛에 의한 피부암으로 사망하는 경우는 몇백 명에 불과하다고 한다.

반면에 햇빛을 충분히 받지 못해 건강상의 문제가 생기는 경우는 수두룩하다. 예를 들면 골다공증으로 인한 골절, 우울증, 면역력의 저하로 인한 각종 암 등으로 사망하는 숫자는 수백 만 명에 이른다고 한다. 더불어 자외선 차단제가 실제로 햇빛에 의한 피부암을 예방하는지에 대한 의문은 계속되고 있다. 오히려 화장품에 함유된 독성 물질이 다른 피부암의 원인이 된다는 주장도 있다.

　결론적으로 태양은 위험한 존재가 아니다. 태양이 없다면 지구에 생명체는 존재할 수 없다. 지구상의 모든 식물은 햇빛을 통한 광합성으로 번창한다. 인간도 광합성을 하는데 바로 피부에서 햇빛을 통해 비타민D를 합성하는 것이다.

　비타민D가 뼈를 튼튼하게 하여 골다공증을 예방한다는 것은 잘 알려진 사실이다. 하지만 면역 체계를 건강하게 하여 각종 암을 예방한다거나 안구를 통해 들어온 빛으로 두뇌를 자극하여 우울증을 예방한다는 사실은 잘 알려져 있지 않다. 뿐만 아니라 류마티스 관절염이나 루푸스와 같은 자가 면역 질환을 예방하고 치료하는데 중요한 역할을 한다는 사실을 아는 사람들 또한 많지 않다. 그러므로 갑상선 기능 항진증이나 저하증을 치료할 때도 햇빛은 소중한 천연 치료제다. 강한 햇빛에 의한 피부 손상은 우리나라의 문제라기보다는 적도나 호주, 뉴질랜드 등 자외선이 강한 지역의 문제이고 멜라닌 색소가 부족한 백인들이 우려할 문제이지 멜라닌 색소가 풍부한 동양인들은 특별히 자외선에 의한 피부암을 걱정할 필요가 없다.

  피부암에 대한 위험보다는 자외선에 의한 피부 노화를 걱정하는 사람들이 많은데 이런 문제는 평소에 항산화 물질이 풍부한 채소와 과일을 섭취함으로써 피부를 젊고 싱싱하게 유지·관리 할 수 있다.

  비타민D를 만들기 위해 햇빛이 필요한 이유는 다른 비타민이나 무기질과는 달리 비타민D는 햇빛 외에 음식에서는 거의 섭취할 수가 없기 때문이다. 등 푸른 생선 등에 존재하지만 너무 적다.

  하얀 피부로 아름다움을 지키고 싶은 여성들의 마음은 이해하지만 그보다 더 중요한 것은 건강이다. 조금 다르게 생각해 보면 병약해 보이는 흰 피부보다는 조금은 그을린 구리 빛 피부가 더 건강하고 매력적으로 보일 수도 있다는 것이다. 외관상 아름다움을 위해 건강을 포기할 것인가, 건강과 아름다움을 다 가질 것인가? 이제 선택은 현명한 여성들의 몫이다.

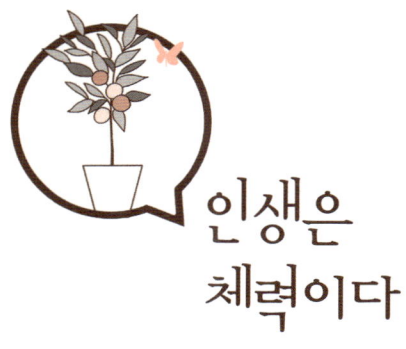

인생은 체력이다

　현대인은 섭취하는 칼로리는 넘치나 상대적으로 신체 활동을 적게 한다. 이로써 과체중과 비만이 유행병이 되었다. 적당한 체중을 유지하는 것은 신체적 건강뿐 아니라 자신감과 심리적인 건강을 유지하는 데 있어 매우 중요하다.
　여성들은 날씬한 몸매와 체중을 유지하는 것을 매우 중요하게 생각한다.
　"요즘 살이 좀 찐 것 같아. 큰일이야. 다이어트 좀 해야겠어."
　"다이어트를 해도 살이 안 빠져. 요즘은 운동할 시간이 없어서 한 끼만 먹어. 밥을 잘 안 먹어서 그런지 힘도 없고 괴로

워."

"살찌는 것도, 다이어트를 하는 것도 스트레스야. 여자는 죽을 때까지 다이어트를 한다고 하잖아."

여성들이 삼삼오오 모여 이런 대화를 나누는 것은 일상적인 모습이다. 아직 성장이 끝나지도 않은 어린아이들부터 나이 든 여성들까지 그들은 늘 자신의 몸을 주시한다.

게다가 요즘은 음식에 대한 관심이 올라가고 식품 사업이 발전하면서 여성들의 다이어트 강박증이 더욱 심해졌다. 앞에서도 이야기한 음식과 식도락에 대한 유행은 시도 때도 없이 대중들의 식욕을 자극한다.

특히 요즘의 텔레비전 오락 프로그램을 보면 음식을 먹는 장면이 굉장히 많이 나온다. 젊은 여성 둘이서 맛있는 음식점에 가서 음식을 맛보고 소개하는 프로그램도 크게 인기를 끌고 있다. 이 여성들은 모두 지나치다 싶을 정도로 마른 체형을 자랑하는데 쉬지 않고 음식을 먹는다. 그러면서 잘 먹어서 매력적이라는 둥, 털털하게 잘 먹는 모습이 보기 좋다는 둥의 칭찬을 빠트리지 않는다.

"많이 먹으면 살찔까 봐 걱정되지 않아요?"
"워낙에 먹는 걸 좋아해서요. 먹고 싶은 건 먹는 편이에요."
"근데 어떻게 그렇게 날씬해요?"

사회자가 이렇게 물으면 음식을 먹던 여성은 늘 이렇게 대답한다.

"평소에 운동을 열심히 하죠."

여성 연예인은 절대로, 자신이 조금 먹거나 굶는다고 하지 않는다. 잘 먹고 운동을 열심히 해서 날씬한 몸을 유지한다고 말한다.

그렇다면 텔레비전은 왜 이렇게 마르고 잘 먹는 여성의 모습을 보여 주는 것일까. 필자는 마음껏 먹지만 날씬한 여성이 모든 여성이 욕망하는 판타지이기 때문이라고 생각한다. 텔레비전을 비롯한 매체들은 늘 대중이 욕망하는 것을 보여 줌으로써 그들이 대리 만족을 느끼게끔 한다. 화면 속 여성 연예인들은 정말 잘 먹고 운동해서 몸매 관리를 하는 것일까. 만약에 그렇다고 하더라도 그들이 몸매를 유지하는 데는 평범한 여성들이 쓸 수 없을 정도의 큰 비용이 드는 게 사실이다.

여성들의 현실은 매체 속 여성 연예인과 정반대의 양상을 보인다. 여성들은 과도한 다이어트의 부작용으로 고통받고 심각한 경우에는 우울증과 거식증까지 앓는다. 여기에 인터넷에서 확인되지 않은 다이어트 법을 따라 하기도 하고 허가도 나지 않은 다이어트 약을 구해서 복용하기도 한다. 외모에 집착하는 일부 여성들의 극단적인 사례라고 생각하는가. 그렇지 않다. 다이어트는 이미 우리 사회 곳곳에 만연해 있다. 여성뿐 아니라 남성, 심지어 노소도 가리지 않는다. 과도한 다이어트

열풍은 우리의 건강을 해친다. 이렇게 해서 건강을 잃으면 몸매는 날씬해질지 몰라도, 활기찬 생활과는 이별을 고할 수밖에 없다.

　우선 영양 불균형으로 인해 우리 몸의 면역 체계가 흐트러진다. 갑상선 질환에 노출되기 쉽다는 것이다. 그러면 체력은 바닥으로 떨어지고 조금만 움직여도 몸이 피로해진다. 또 과도한 다이어트는 우리 몸의 근육량을 줄인다. 근육이 빠지면 피부는 탄력을 잃고 노화한다. 뿐만 아니라 머리를 쓰는 일도 힘들어지며 만사에 의욕을 잃는다. 한마디로 날씬한 몸 말고 모든 것을 잃게 되는 것이다.

　그렇다면 아름다움과 건강 중 어느 것도 잃지 않는 방법은 없을까? 그 방법은 여러분도 이미 알고 있다. 바로 운동이다. 운동을 하기 위해서는 시간과 비용이 필요하지만 다이어트 방법만큼이나 방법도 다양하다. 내 몸에 맞는 운동을 찾아내면 큰 비용을 들이지 않고도 매일 한 시간 정도만 투자해서 운동을 하면서 몸매 관리를 할 수 있다. 게다가 정신과 육체의 건강까지 얻을 수 있으니 충분히 해 볼 만한 도전이 아닌가.

맞춤 운동을 찾아라

　내 체질에 맞게 음식을 섭취해야 하듯이 운동도 마찬가지다. 체질에 맞게 운동을 해야 한다. 특히 갑상선 질환을 앓고 있는 환자들에게 운동은 필수다. 적당한 운동은 면역 밸런스를 잡아 주고 갑상선을 건강하게 만들어 주기 때문이다. 그런데 주의해야 할 사항이 있다. 갑상선 기능 항진증 환자와 저하증 환자는 운동도 구분해서 해야 한다.

먼저 항진증 환자는 유산소 운동을 피해야 한다. 그렇지 않아도 이들은 늘 가슴이 뛰고 땀을 잘 흘리는 사람들이다. 여기에 격렬한 유산소 운동을 하면 어떻게 되겠는가? 교감 신경이 자극되어 증상이 더욱 심해진다. 이들에게 맞는 운동은 호흡을 편안하게 유지해 주는 운동이다. 대표적으로 요가, 기체조 같은 것을 꼽을 수 있다.

반대로 저하증 환자는 교감 신경을 자극하는 운동이 필요하다. 이들은 항상 컨디션이 저조하고 기분이 다운되어 있기 때문에 움직이는 것을 싫어한다. 게다가 저하증 환자들은 보통 사람들보다 살이 쉽게 찐다. 달리기와 에어로빅 같은 유산소 운동이 필요하다.

암과 같은 큰 병으로 몸이 쇠약해진 환자들에게도 운동은 필요하다. 암 환자는 심각한 피로로 누워서 지내는 시간이 길다. 오래 누워 있거나 운동을 등한시하면 약해지는 부위가 바로 코어 근육이다. 코어(Core)는 본래 중심이라는 의미를 가진 단어인데 여기서는 '몸의 중심'이라는 뜻으로 사용됐다. 몸의 중심은 복부, 엉덩이, 골반 근육을 말한다. 이 부분에서 모든 움직임이 시작되기 때문에 코어 근육은 매우 중요하고 꾸준한 운동으로 관리가 필요하다. 코어 근육의 약해지면 허리 통증이 발생하고 바른 자세를 갖지 못하게 된다. 곧게 서 있거나 오른쪽과 왼쪽이 대칭을 이루지 못해 아름다운 체형을 가질 수도 없다.

코어 운동의 목적은 약해진 중심 부위 근육들을 단련하고 허리 통증을 방지하고 올바른 자세로 잘 사용할 수 있도록 하는 것이다. 이는 몸이 건강한 사람이나 약한 사람 모두에게 필요한 운동이다. 미세먼지가 걱정되는 계절에는 실내에서 운동할 수 있어서 더욱 인기가 좋다. 또 비용이 많이 들지 않는다. 유투브에 올라온 영상을 보고 따라 해도 된다.

복근과 척추 근육이 약한 사람이라면 코어 운동을 하기 어려울 수 있다. 그러나 정확한 방법을 알고 천천히 시행하면 큰 무리가 되지는 않는다. 각각의 운동을 빠르게 하기보다 정확하게 익힌 후 다음 운동으로 진행하며, 운동 중 통증이 생기면 바로 동작을 멈추고 안정을 취해야 한다.

대표적인 코어 운동 자세

- **제트업 : 척추 근육을 단련하는 데 좋다.**
1. 다리를 어깨 너비로 벌리고 바닥에 무릎을 댄다.
2. 머리부터 무릎까지 일직선을 만든 뒤 팔을 앞으로 뻗는다.
3. 그 상태에서 몸을 30도 정도 기울이고 1분 동안 버틴다.

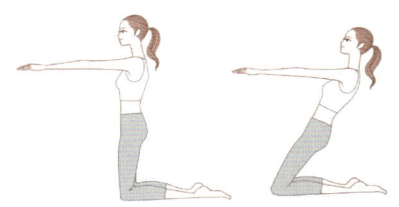

- **플랭크 : 허리 근육 강화, 복근 만들기에 좋다.**
1. 바닥에 엎드려 팔을 어깨 너비만큼 벌리고 깍지를 낀다.
2. 팔을 90도로 유지하고 몸을 들어 올려 일직선으로 만들고 1분 동안 버틴다.

- **리버스 플랭크 : 허리와 골반 교정과 아름다운 뒤태 만들기에 좋다.**
1. 바닥에 앉아 손을 뒤로하고 엉덩이가 밑으로 처지거나 목이 뒤로 넘어가지 않게 몸을 일직선으로 들어 올린다.
2. 그 상태에서 양발을 번갈아 들어 올리며 1분간 버틴다.

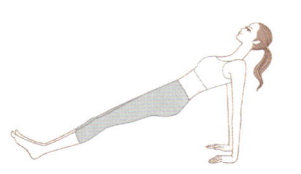 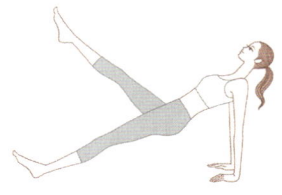

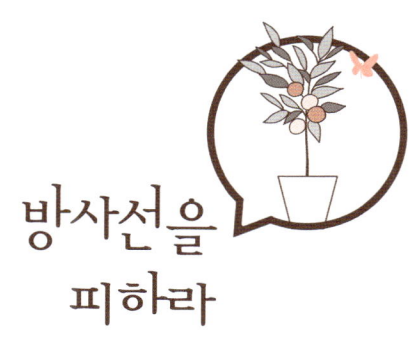

방사선을 피하라

　갑상선 환자의 수가 갑자기, 크게 늘고 있는 이유는 무엇일까? 전문가들의 의견이 분분한 가운데 흥미로운 주장이 있다. 실제로 갑상선 질환을 앓는 환자가 늘어난 게 아니라 그렇게 보일 뿐이라는 것이다. 최신 진단 기기, 그중에서도 성능이 뛰어난 초음파 기기의 보급으로 작은 혹, 갑상선암까지 샅샅이 뒤져서 찾아낼 수 있다는 것이다.

　즉 과거에도 갑상선 질환 환자가 많았다. 하지만 고가의 검사를 받을 기회가 없어서 일생 동안 암세포가 몸 안에 있는지도 모른 채 살았다. 작은 갑상선암, 그중에서도 대부분을 차지하는 갑상선 유두암은 극히 일부의 사람에게만 치명적일 수 있다. 이런 경우는 차라리 모르는 게 약이다.

다음으로는 역시 과도한 방사선 검사, 그중에서 CT 검사의 남발에 의한 것이라는 주장이 있다. 방사선은 WHO(세계보건기구)에서 정한 1급 발암 물질이다. 우리 몸에서 방사능에 가장 취약한 장기는 갑상선, 생식기, 골수 등이다. 사실 학자들은 방사선에 대한 안전 허용 기준이란 존재하지 않는다고 한다. 즉, 어느 정도까지는 안전하고 그 이후로는 위험하다는 것은 거짓말이며 적게 쏘일수록 안전하다는 것이다.

그런데 최근 들어서 과거에는 고가라 접근할 수 없었던 CT 검사나 방사성 조형제를 이용한 검사법이 유행처럼 번지고 있다. 이러한 장비를 갖추지 못하면 제대로 된 건강 검진을 할 수 없다는 듯이, 경쟁적으로 장비를 들여놓았다. CT 검사나 방사성 조형제를 이용한 검사가 필수적인 코스처럼 남용된다.

이러한 현실을 우려하는 목소리가 점점 커지고 있다. 현대인들은 건강 검진 만능 시대를 살고 있는 것과 마찬가지다. 대다수의 사람이 이러한 검사가 반드시 필요한 것인지 살펴보려고 하지 않는다. 그저 병원에서 하라는 대로 검사를 받고 이상이 없다고 하면 안도하며 자신이 건강하다고 믿는다. 불가피하게 영상 검사가 필요하다면 초음파 검사나 MRI 검사가 비교적 안전하다. 방사능에 노출되면 노출 당시는 물론이고 다음 세대까지도 지속적으로 유전자의 변이를 일으킨다. 기형아 출산은 물론, 암이나 백혈병과 같은 치명적인 질병을 유발할 수 있다.

　방사능 다음으로 각종 환경 오염 물질이 갑상선 질환의 원인으로 꼽힌다. 환경 오염 물질의 피해는 너무나 광범위하고 종류도 다양하다. 일일이 다 기억조차 할 수 없을 정도다. 2차 세계대전 이후 산업화가 진행되면서 우리 생활 주변에 사용되는 화학 물질이 무려 8만여 가지가 넘는다고 한다. 지금도 매년 수천 가지의 새로운 화학 물질이 만들어지고 확실한 안전성에 대한 담보 없이 상품화되어 우리 환경에 사용된다. 심지어 여성의 제대혈을 검사해 보면 평균적으로 200여 가지가 넘는 환경 오염 물질이 발견된다는 충격적인 연구결과도 있다.

　갑상선은 매우 중요한 호르몬 기관이지만 다른 장기에 비해 상대적으로 작다. 그렇기 때문에 다른 기관에 비해 환경 독소에 영향을 많이 받는다. 이는 독감이 유행할 때 어른들보다 어린이들에게 전염이 잘 되는 것과 비슷하다. 또 갑상선에 중요한 요오드의 활동을 방해하는 물질로 염소, 브롬, 플루오르 또한 피해야 한다. 이 물질들은 각종 세정제, 치약, 약품, 식품 첨가물, 인테리어 재료 등에 광범위하게 사용된다. 이것이 체내에 흡수되면 요오드와 경쟁함으로써 요오드가 몸 안에 충분히 있더라도 실제로는 요오드 결핍이 온다.

갑상선이 건강하려면

1. 방사선 노출을 줄여라

우리 몸이 방사선에 노출되는 경로는 여러 가지다. 그중에서도 특히 의료용 방사선의 과도한 노출을 주의해야 한다. X-선 검사, 그중에서도 CT 검사는 특히 위험하다. 영상의학 검사가 불가피할 때는 반드시 갑상선 보호대를 착용할 것을 권장한다.

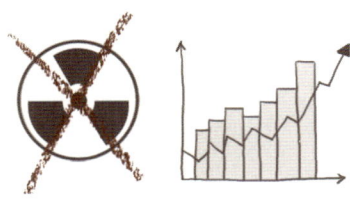

2. 깨끗한 생수를 마셔라

물은 우리 몸의 70%에 해당할 정도로 매우 중요한 인체의 구성 성분이다. 그러므로 깨끗한 물을 충분히 마시는 것이 중요하다. 수돗물 속에 포함된 불소는 갑상선에 해롭다. 수돗물 속에 불소를 넣는 이유는 충치 예방과 소독을 위해서인데, 최근에 수돗물에 불소를 포함하는 것이 충치 예방에 효과가 없다는 연구가 발표되어 논쟁을 불러일으키기도 했다. 수돗물의 불소 외에도 치약이나 구강 세정제에 포함된 불소 역시 갑상선에 유해하므로 역시 주의를 요한다.

3. 해조류를 많이 섭취하라

해조류에 포함된 요오드는 갑상선 호르몬의 구성 성분인 동시에 갑상선암과 각종 암을 예방하는 항암 효과가 뛰어나다. 그러므로 갑상선 건강을 위해 해조류를 충분히 섭취하는 것이 좋다. 하지만 최근 해양 오염이 심각한 수준

이므로 오염된 해조류를 섭취하지 않도록 주의해야 한다.

4. 환경 독소를 줄여라

갑상선은 우리 몸 안의 장기 중에서도 특히 환경 독소에 취약하다. 환경 독소는 각종 중금속, 환경 호르몬 등이 큰 비중을 차지하며 갑상선의 경우에는 갑상선 호르몬의 구성 성분인 요오드의 작용을 방해하는 할로겐 계열의 환경 독소에 특히 민감하다. 이들 물질은 인체 내에서 요오드와 경쟁하여 갑상선 기능을 저하시키는데, 불소 외에도 염소와 브롬이 대표적이다. 각종 농약, 세제, 약물, 인테리어 내장재, 불연제 등에 사용되는 환경 독소를 줄여야 한다.

5. 소화 기능을 좋게 하라

소화 기관은 단순히 음식물을 소화하고 흡수하는 기능만 있는 것이 아니라 우리 몸의 면역 세포의 80%가 모여 있는 면역 기관이다. 갑상선암은 물론이고 갑상선 기능 저하증, 항진증 모두 발병 원인은 면역 기능의 이상에 의한 것이 대부분이다. 평소에 소화 기능을 건강하게 하는 것이 중요하다.

6. 호르몬 교란 물질에 주의하라

갑상선은 내분비 기관이며 갑상선 호르몬은 다른 호르몬의 작용에 쉽게 영향을 받는다. 환경 호르몬 등이 체내에 들어오면 갑상선 기능 이상은 물론, 갑상선암의 발생을 일으킬 수 있다. 피임약과 같은 인공 호르몬 역시 갑상선 기능에 영향을 줄 수 있으므로 오남용을 피해야 한다.

7. 비타민D를 보충하라

비타민D는 칼슘과 함께 뼈를 튼튼하게 것 외에도 염증을 억제하고 암을 예방하며 면역 기능을 강화시킨다.

8. 운동을 규칙적으로 하라

운동의 유익함은 아무리 강조해도 지나치지 않다. 해독 기능을 강화시키고 혈액 순환을 원활히 하며 근육을 보존하고 신경의 활동을 강화시킨다. 또한 스트레스를 줄여 주고 면역 기능을 강화시킨다.

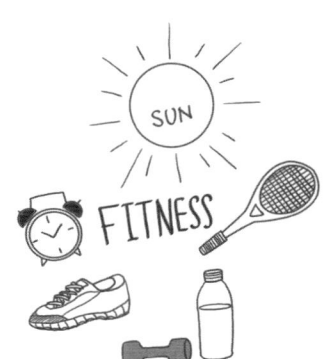

9. 스트레스를 줄여라

우리 몸은 스트레스를 받으면 스트레스 호르몬을 생산한다. 적당한 스트레스는 인체에 활력을 주지만 장기간의 스트레스가 지속되면 과도하게 분비된 스트레스 호르몬은 연쇄적으로 체내의 여러 가지 중요한 기능을 저하시킨다. 갑상선의 기능은 물론이고 면역 기능을 저하시켜서 갑상선 질환을 일으키게 된다.

10. 부족한 영양소를 보충하라

영양소란 우리 몸의 기능을 건강하게 유지하는데 필수적인 물질이다. 우리 몸이 건강하려면 모든 영양소가 충분히 유지되어야 한다. 그중에서도 갑상선에 특히 중요한 영양소로는 요오드와 비타민D를 비롯해서 셀레늄, 아연, 비타민C 등이 있다.

이렇게 갑상선 건강을 위협하는 요소들은 생활 곳곳에 숨겨져 있다. 바쁘다는 핑계로, 혹은 편리하다는 이유로 갑상선 건강을 위협하는 나쁜 습관들을 방치하지 않았던가 반성해 봐야 할 것이다.

또 한편으로 생각하면 사소한 습관을 변화시키는 것만으로도 갑상선을 건강하게 관리할 수 있다. 습관을 만드는 것도 처음이 가장 어려운 법이다. 앞서 소개한 열 가지 팁이 습관으로 굳어질 때까지 노력을 게을리 하지 말자.

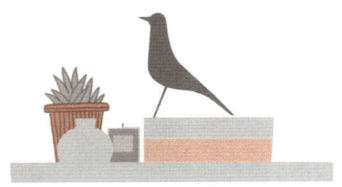

갑상선 건강으로 행복도 찾았어요

예전에 저는 단 음식과 인스턴트 음식, 밀가루로 만든 음식을 너무 좋아했어요. 그런데 운동을 잘 하지 않았고, 척추 측만증까지 있어서 건강이 좋지 못했죠. 컨디션이 좋지 않으니 늘 우울했어요. 모든 일에 대한 의욕이 없고 매사 짜증이 심해지고 예민했죠. 퇴근 후 집에 가면 남편과 싸우고 아이와 싸웠어요. 집에 들어가기 싫을 정도로 매일이 전쟁 같았죠. 그런데 하루는 동료들이 제 험담을 하는 소리를 들었어요.

"사람이 좀 우울해 보여."

"히스테리 장난 아니잖아. 남편하고도 사이가 별론가 봐. 내가 남편이라도 싫을 거 같아."

너무 충격적이었어요. 처음에는 화가 났죠. 그런데 시간이 조금 흐르니 그 화가 슬픔으로 바뀌더군요.

'남들 눈에도 내가 우울해 보이는구나. 우리 딸 눈에도 그렇게 보이겠지? 남편은 말할 것도 없고.'

계속 예민하고 우울한 아내, 짜증만 내는 엄마로 살 수 없다는 생각이 들었어요. 그래서 지푸라기라도 잡는 심정으로 한의원에 찾아갔어요.

"면역력이 많이 떨어져 있네요. 면역 치료부터 하고 체력도 보충해야 해요."

그렇게 해서 일단 한 달 동안 한약을 먹었어요. 아침에 일어나는 것,

버스 타고 회사 가는 것 등 너무 힘들었던 일상이 그렇게 힘들게 느껴지지 않았어요.

예전엔 추위를 너무 심하게 타서 여름에 냉방을 하면 꼭 겉옷을 걸쳐야 했어요. 그런데 이제는 추위도 제법 잘 견디고 몸을 움직이면 땀이 나기도 해요. 신진대사가 원활해진 것 같아요. 무엇보다 주위 사람들을 밝은 모습으로 대할 수 있어서 좋아요.

"나 솔직히 당신 걱정 많이 했어. 당신이 아픈 것도 모르고 성격이 이상하다고 생각했어. 이제라도 건강해져서 정말 다행이야."

그동안 저를 이해해 준 남편이 얼마나 고마운지 몰라요. 몸과 정신의 건강이 하나로 연결되어 있다는 것을 예전에는 잘 몰랐어요. 몸이 건강해야 정신도 건강하고 정신이 건강해야 몸도 건강해지는 것을 치료를 통해 배웠어요. 몸과 정신이 모두 건강해진 저는 요즘 정말 행복하답니다.

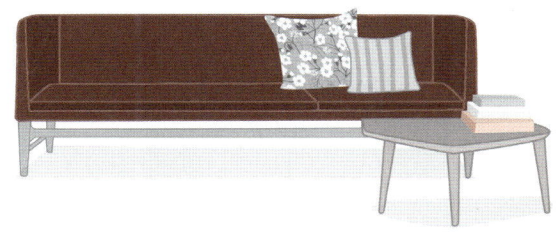

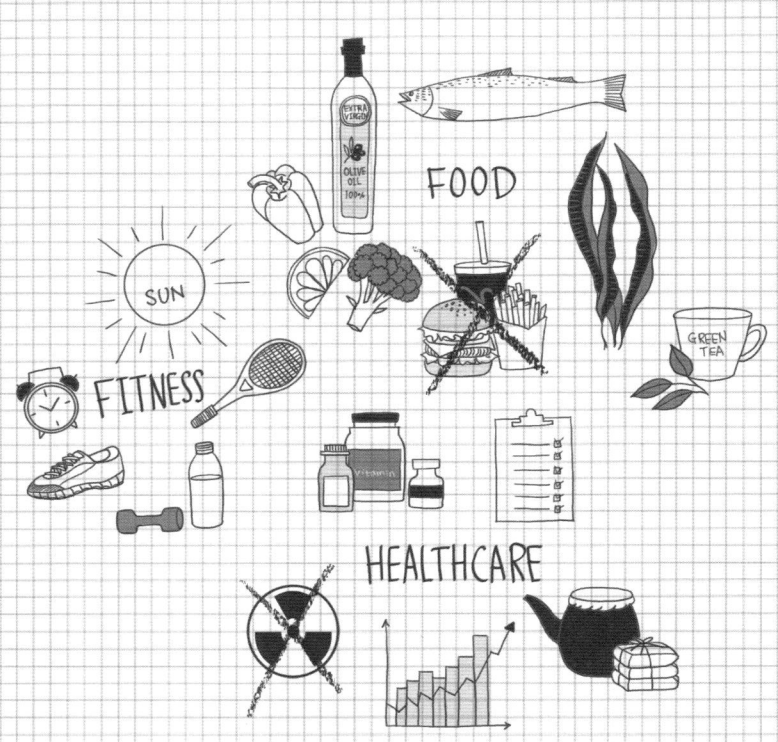

PART 6
궁금한 갑상선, 알고싶은 갑상선

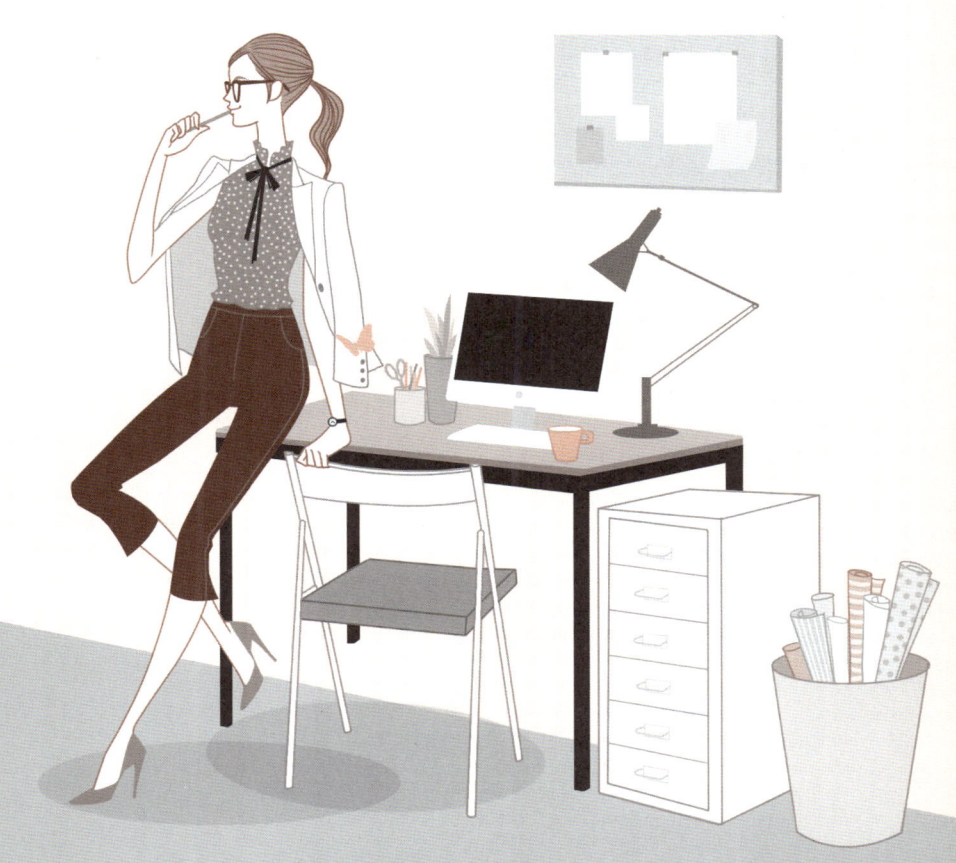

갑상선암, 왜 여자에게 흔하죠?

현재 우리나라에서 가장 많이 발생하는 암은 1년에 4만 명 정도의 환자를 일으키는 갑상선암이다. 그런데 한국의 갑상선암과 외국의 갑상선암 사례를 비교해 보면 몇 가지 차이점이 있다. 우선, 우리나라 남성 환자와 여성 환자의 비율은 1:5 혹은 1:6 이다. 1:3 정도의 남녀 비율을 유지하는 외국에 비해 여성 환자가 차지하는 비중이 훨씬 크다. 남성들 사이에서도 발병률이 증가하는 추세인지라 좀 더 지켜볼 필요가 있지만 아직까지는 상당수의 환자가 여성이다.

그렇다면 유독 여성에게 갑상선암이 많이 발생하는 이유는 무엇일까? 최근 증가하는 암은 대부분 여성 호르몬에 민감한 기관들과 관련이 있다. 여성 호르몬을 생산하고 여성 호르몬에 민감하게 반응하는 기관은 갑상선, 유방, 자궁, 난소 등이다. 이들 기관과 관련된 암이 증가하는 주요한 원인은 환경 호르몬이다.

환경 호르몬은 우리 몸 안에서 여성 호르몬과 유사한 작용을 한다. 여성 호르몬에 민감한 기관들을 자극하고 교란해서 결국은 암을 일으키는 것이다. 환경 호르몬은 남성들에게도 해악을 끼친다. 남성 호르몬이 상대적으로 적어지는 결과를 초래하여 정자 수의 감소, 불임 등을 일으킨다. 그런데 환경 호르몬을 완전히 피하는 것이 불가능할 정도로 환경 호르몬 공해가 심각하다. 환경 호르몬은 플라스틱 컵이나 포장용 랩, 세제, 화장품, 인테리어 자재 외에도 우리 생활 주변에 매우 광범위하게 사용된다. 완전히 피할 수는 없더라도 최대한 멀리하려고 애써야 한다. 이제부터라도 생활 속에서 무신경하게 접했던 환경 호르몬을 경계하자.

또한 여성이라면 누구나 경험하는 생리, 임신, 출산, 폐경이 갑상선암의 원인으로 작용하기도 한다. 앞서 열거한 신체적 현상은 급격한 호르몬의 변화를 초래한다. 이러한 현상을 주기적으로 겪는 것이 갑상선암이 증가한 원인이 된다. 이밖에도 여성들은 남성들에 비해 스트레스에 민감하고 육체적인 활동이 적어 면역 기능이 약한 것도 원인이 될 수 있다.

소리 없는 불청객, 환경 독소 어떻게 줄일까요?

환경 독소(Environmental Toxins)는 적은 양이지만 지속적으로 체내에 축적되면 어느 시기에 만성적인 질병을 일으킨다. 대략 천여 가지 이상의 환경 독소가 음식을 통해서 우리 몸속으로 들어 올 수 있다. 예를 들면 수돗물에서 검출되는 화학물질의 종류도 수백 가지다. 더욱이 대기오염, 자동차 매연, 실내에서 검출되는 화학물질, 가구, 세탁한 의류, 화장품, 주방용 세제, 욕실 세제, 섬유 유연제, 샴푸, 염색약, 각종 약물에 이르기까지 수많은 화학물질이 체내로 유입되어 축적된다. 이렇게 축적된 환경 독소들은 주로 지방 조직, 뇌, 간, 신장 등에 넓게 쌓여간다. 최근 연구에 의하면 평범한 산모의 모유에서 검출되는 환경 독소의 종류가 평균적으로 200여 가지 이상이라고 한다.

일반인들은 당장은 심각성을 인식하지 못하고 있지만 전문가들조차 가까운 미래에 어떤 문제를 일으킬지 예측할 수 없을 정도로 환경 독소는 위협적이다.

환경 오염물질에 대한 중독 증상은 바로 나타나지 않는다. 간에서 어느 정도 범위 안에서 독성물질을 해독해 주기 때문이다. 하지만 간의 해독 기능은 무한하지 않다. 미량의 독성물질이라도 장기간 체내에 축적되면 서서히 증상이 나타난다. 대부분의 초기 증상은 피로하고 힘이 빠진다. 또한 기억력 감소, 수면장애, 머릿속이 맑지 않은 증상, 두통, 우울증 등의 원인 모를 증상이 나타난다. 이들 증상은 개인의 유전적인 특징에 따라, 독성물질의 체내 축적의 정도에 따라 다양하게 나타난다. 대표적으로 갑상선암과 기능 이상은 물론 각종 암, 자가면역 질환, 알레르기, 우울증 등이 환경 독소에 노출되는 정도와 관련이 깊다. 가급적이면 환경 독소와 멀어지는 환경과 생활을 만들어 나가야 한다.

생활에서 환경 독소 줄이기

- **음식**

채소, 과일 등은 가능한 유기농으로 재배된 것을 사거나 잘 씻어서 먹거나 요리한다. 특히 껍질째 먹는 과일이나 채소는 특별히 주의해야 한다. 육류나 유제품 역시 유기농 제품이 좋지만 이러한 식재료를 구하기가 힘들다. 모든 환경 독소나 중금속 등은 지방에 일차적으로 축적된다. 따라서 지방을 최대한 제거해서 섭취하는 것이 좋다. 생선이나 해산물은 산지를 고려한다. 즉, 오염이 덜 된 청정 지역의 생선이나 해산물을 섭취하는 것이 안전하다. 또한 생선은 참치나 고래와 같이 큰 물고기가 상대적으로 중금속이 많으므로 비교적 작은 생선을 섭취하는 것이 좋다.

- 가정용품

주방에서 각종 세제의 사용을 줄이고 친환경적인 제품을 사용한다. 테플론 코팅이 된 프라이팬의 사용을 피한다. 샴푸나 린스의 사용을 줄이고 가능한 천연 재료의 제품을 사용한다. 헤어스프레이나 염색제의 사용을 피한다. 꼭 필요할 때는 천연 재료로 된 염색약을 사용한다. 피부에 바르는 로션 등은 식용으로도 가능한 제품 외에는 모두 어느 정도 유해한 성분이 포함되어 있다.

- 물

수돗물에는 여러 종류의 화학물질이 포함되어 있으므로 가능한 정수하여 사용한다. 수돗물에 첨가되는 불소는 특히 갑상선에 좋지 않다. 생수를 담는 플라스틱 용기에는 환경호르몬이 있는 경우가 많다. 특히, 뜨거운 물을 담는 것은 피한다. 커피 전문점에서 사용하는 종이컵은 내면이 화학물질로 코팅되어 있으므로 가능한 유리나 자기컵을 사용한다.

- 환경 독소를 줄이는 구체적인 실천 방법

- 드라이크리닝, 매연, 직접 또는 간접흡연을 피한다.

- 규칙적인 운동, 요가, 마사지를 통해서 림프의 배설 능력을 도와 준다.
- 하루 1~2리터의 생수를 자주 마시고 가끔 사우나 등의 발한요법을 한다.
- 실내 공기를 자주 환기시키고 습기를 제거하여 곰팡이가 서식하지 못하도록 한다. 공기 청정기를 사용한다.
- 실내에 공기 정화 기능이 있는 식물을 키운다.
- 실내에서 전자기파를 발생시키는 가전기구의 사용을 줄인다.
- 납이 든 페인트, 비소 처리 된 목재 등의 사용을 피한다.
- 중금속이나 환경호르몬이 함유된 화장품이나 개인 위생용품의 사용을 줄인다.

임신 중 갑상선 치료, 문제없을까요?

　임신한 여성들은 대개 갑상선 관련 질환이 발견되어도 치료를 늦추거나 받지 않는 경우가 많다. 본인의 몸은 물론, 태아에게까지 부작용이 발생이 되지 않을까 우려가 되기 때문이다. 하지만 임신부라 해도 환자는 환자다. 병이 있는데 치료를 늦추거나 받지 않는 것은 바람직하지 않다.
　그렇다면 실제로 갑상선 질환이 태아에게까지 영향을 미칠까? 임신은 여성 호르몬에 영향을 크게 받는다. 따라서 임신 중에 갑상선 호르몬 분비에 문제가 생기면 태아에게도 영향을 미쳐 정상적인 성장과 지능 발달이 이루어지지 않을 수도 있다. 무엇보다 갑상선 질환을 앓고 있는 여성은 임신이 잘 되지 않고 유산하는 경우도 많다. 상황이 이러하니 임산부들이 병원에 가서 진단을 받고 약을 복용하는 것을 두려워하는 것이다. 임신 중에 복용해도 괜찮은 약이라고 해도 혹시 모를 부작용이 어찌 걱정이 되지 않겠는가.

 필자는 한의학을 통한 갑상선 치료를 하나의 해답으로 내놓고 싶다. 한방 치료는 자연 요법으로 정확하게 진단하고 처방한다. 따라서 산모나 태아에 부정적인 영향을 주지 않는다. 한약재의 안전성에 대한 우려가 있지만 엄격한 검사 기준을 통과한 한약재로 처방하면 걱정할 필요가 없다.

 한방 치료로 면역 체계를 바로잡는 치료를 받으면 산모도 건강해지고 아이도 건강하게 태어날 수 있다. 한방 치료가 여성 호르몬이 잘 분비되도록 도와주고 갑상선과 자궁을 튼튼하게 해 주기 때문이다. 갑상선 질환이 분명한데 약물을 복용하는 것이 두렵다면 안전한 한방 치료를 권한다.

흉터 없는 로봇 수술, 괜찮은가요?

갑상선 수술은 전통적인 절개 수술, 한 단계 진화된 내시경 수술, 첨단으로 일컬어지는 로봇 수술로 나뉜다. 절개 수술은 목 중앙을 5~6센티미터 정도 절개한 뒤에 종양을 제거하는 것으로, 시야가 많이 확보되며 갑상선암 절개에 앞서 경부 임파절을 간단하게 제거할 수 있다. 단, 목의 정중앙에서 5센티미터 이상 수술 흉터가 남아 미용 상 문제로 거부감이 생길 수 있다는 것이 단점이다. 수술 후 피부 당김, 감각 저하 등 불편함이 유발되기도 한다.

대부분의 여성은 '흉터'에 민감하게 반응한다. 따라서 이를 감안하여 등장한 것이 바로 내시경 수술이다. 내시경 수술은 1999년에 성균관대 강북삼성병원 외과 교수팀이 양측 유두 주위 절개를 통한 갑상선 접근법으로 처음 성공했다. 지금은 세브란스 병원에서 주로 시술되는 겨드랑이 접근법과 서울대병원에서 주로 시술되는 유두 주위 접근법이 대세를 이루고 있다. 어떤 방식의 내시경 수술을 받더라도 양측 유두 주위에서 갑상선까지 한 뼘 정도 또는 겨드랑이에서 갑상선까지 한 뼘 정도는 손바닥 길이 정도의 터널을 피하에 뚫어 놔야 수술할 공간을 확보할 수 있다.

로봇 수술은 시행 횟수가 나날이 늘고 있다. 로봇 수술 방식은 내시경 수술과 거의 유사하다. 겨드랑이와 유륜 등에 0.5~1센티미터의 절개 구멍 1~4개를 내고, 로봇 팔을 넣어 목 부위의 갑상선 종양을 제거하는 방식이다. 내시경 수술과 마찬가지로 흉터가 남지 않으며 회복 기간이 짧다.

그런데 단점도 있다. 로봇 수술은 최소 3개, 보통 4개가량의 로봇 팔이 들어가야 이루어진다. 로봇 팔이 들어갈 공간을 마련하려면 내시경으로 뚫어야 한다. 목 주위를 절개하는 것보다 수술 범위가 훨씬 넓어진다. 또 이 과정에서 불필요하게 갑상선 주위의 신경 조직이나 피부 조직, 성대 관련 조직을 손상시킬 위험이 있다. 그로 인한 관련 기능의 저하와 통증이 로봇 수술의 크나큰 단점이다.

실제로 유두 주위로 내시경을 넣어 수술을 받게 되면 양측 유방 윗부분이 겨드랑이로 접근해 내시경을 넣을 경우 겨드랑이에서 쇄골 윗부분으로 통증이 발생한다. 수술 후 1개월 남짓 통증이 지속되고, 어느 정도 회복된 후에도 해당 부위의 감각이 떨어지기도 한다. 인터넷을 조금만 검색해 봐도 이와 같은 후유증을 호소하는 환자들을 쉽게 찾아볼 수 있다.

그럼에도 병원에서는 로봇 수술의 장점만을 홍보하고 단점은 제대로 알리지 않는 경향이 있다. 로봇 수술은 고가의 장비를 이용하기 때문에 수술 비용이 만만치 않다. 그런 이유로 유독 수술 흉터에 연연하는 한국 사람들의 성향과 병원의 상업성이 만나 로봇 수술이 인기를 끌고 있다는 지적이 있다.

한약의 효과가 궁금해요

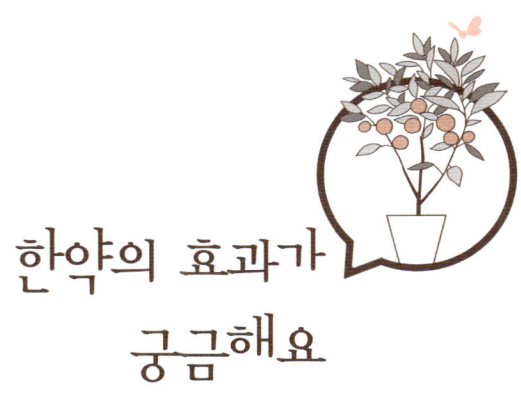

한약은 면역력을 튼튼하게 하는 데 뛰어난 효과가 있다. 이러한 효능은 한약재가 천연 물질로 이루어져 있어 가능하다. 화학 물질로 구성된 양약에서는 찾아볼 수 없는 한약만의 장점이다. 또한 한약재 중에서는 천연 항생 작용을 하는 것이 있다. 지금까지 발표된 각종 연구결과에 따르면 유산균의 증식을 촉진하고 유해균과 항원을 제거, 억제한다. 또한 장의 면역을 증강시켜 장의 건강을 지켜 주는 것으로 알려져 있다.

미국 스탠퍼드 대학의 데이비드 럴먼 박사가 연구한 바에 따르면 장 박테리아에 대한 피해가 가장 적은 항생제로 알려진 시프로플록사신(ciprofloxacin)조차도 우리 몸에 들어가면 유익한 장 박테리아를 30%나 사멸시킨다고 한다. 줄어든 장 박테리아들이 원래 상태로 다시 회복되기까지는 4주일이 걸린다.

일본의 토야마 대학 천연물의학연구소에서 발표한 논문을 통해서도 항생제와 한약에 관한 새로운 사실을 알 수 있다. 항생제를 투여하면 한약 처방(작약감초탕)의 흡수가 저해되나, 1~2일 후 한약을 투여하여 한약의 좋은 성분이 정상적으로 흡수된다고 한다. 이는 장내 세균이 항생제로 손상이 되었으나 한약을 투여하면 효소 생산 박테리아 성장이 촉진되어 빠르게 장내 기능이 정상화되기 때문이다.

또 한약과 항생제를 함께 투여한 실험에서 작약감초탕 내 감초의 성분인 글리시르진은 장내 세균에 의해 혈액 속으로 흡수됐다. 항생제 투여 후 작약감초탕을 한 번 투여했을 경우에는 글리시르진의 활성 회복은 저해됐다. 이러한 상태가 12일간 지속되었으나 항생제를 투여한 지 하루가 지난 후부터 반복적으로 SGT를 투여하면 글리시르진의 회복이 가속화되었다. 곧 항생제를 투여해서 장의 세균이 손상되더라도 한약을 지속적으로 복용하면 장의 세균이 정상화되어 한약의 효과가 발휘되는 것을 알 수 있다.

한약이 항생제 내성도 없애 준다는 연구 결과도 있다. 항생제를 많이 복용한 환자들의 경우, 장 건강을 지키면서 질병을 치료하는 것이 중요하다. 한약과 항생제를 투여한 동물 실험에서 한약을 먹은 동물은 성장이 촉진되고 장내에 유산균이 더 많이 증식했다. 한의사의 정확한 진단과 조언에 따라 한약을 복용하면 효과를 거둘 수 있다. 또 한약 중에는 면역 기능을 증강하는 한약이 있다. 만성 염증, 궤양에 한약을 투여해 치료하기도 한다.

갑상선 기능 이상, 한약으로 치료하고 싶어요!

한방을 통해 갑상선 기능 이상으로 인한 질병을 치료할 수 있는 이유는 갑상선 질환의 원인이 잘못된 면역에 있기 때문이다. 잘못된 면역 체계의 균형을 회복하는 것은 단순히 부족한 호르몬을 보충시켜주는 것보다 훨씬 더 근본적인 치료법이다.

최근 서구에서 발표된 연구 결과에 따르면 많은 한약재에서 잘못된 면역과 호르몬의 불균형을 정상적으로 회복시키는 정상화물질(Adaptogens)이 발견됐다. 하지만 특정 한약재를 원칙 없이 복용하면 면역과 호르몬의 불균형을 정상적으로 회복시키는 효과를 기대하기 힘들다. 체질과 증상에 따라 정확한 처방이 필요하다.

우선 갑상선 기능 저하증부터 알아보겠다. 갑상선 기능 저하증은 한의학적 변증의 관점으로 보았을 때 오장의 양허(양기가 부족하고 기능이 쇠약해진 상태) 그중에서도 신양허, 심양허, 간양허로 인해 대사저하의 증상으로 볼 수 있다. 갑상선 기능 저하증의 원인이 되는 하시모토 갑상선염은 비양허, 폐양허로 인한 면역 질환인 것이다. 또한 체질의학의 관점에서는 음인, 즉 소음인과 태음인 등 주로 음적인 체질을 가진 사람들에게서 이런 증상이 나타난다.

이럴 때 신지로탕(神智勞蕩)을 처방하면 갑상선과 면역의 기능을 도와주는 한약재로 심장, 신장, 간장의 음적인 사기(邪氣)를 물리치고 양기를 회복시킬 수 있다. 신지로탕은 대사를 활발하게 해 주고 면역의 불균형을 회복시켜 갑상선 기능 저하증을 근본적으로 치료한다. 똑같이 갑상선 기능 저하증을 진단받았다 하더라도 증상과 체질은 개개인에 따라 서로 다르므로 체질과 증상에 따라 신지로탕을 중심으로 필요한 약재를 추가하거나 조절해야 한다.

자, 이제 한약을 복용하는 방법에 대해 알아보자. 신지로탕을 기본으로 증상과 체질에 따라 한약재를 가감하여 하루 1~3회 식후에 복용한다. 갑상선 기능 저하증의 증상이 심한 경우에는 처방받은 갑상선 호르몬제를 신지로탕과 시간차를 두고 복용해도 무관하다. 혈액 검사상에 갑상선 호르몬의 수치가 정상을 회복되면 신지로이드의 복용을 중단하자. 증상이 사라지고 면역과 갑상선의 기능이 회복되면 신지로탕의 양을 줄여 나간다.

- **갑상선 기능 저하증에 좋은 약재**
- 체중 조절이 힘들거나 계속해서 증가할 때 : 의이인(薏苡仁), 비파엽(枇杷葉), 마황근(麻黃根)
- 추위를 심하게 타거나 수족냉증이 심할 때 : 건강(乾薑), 계지(桂枝), 육계(肉桂), 홍삼(紅蔘)
- 피로감이 심하거나 무기력증이 심할 때 : 인삼(人蔘), 황기(黃耆), 백출(白朮), 당귀(當歸), 천궁(川芎), 감초(甘草)
- 우울증이 있을 때 : 산조인(酸棗仁), 원지(遠志), 백복신(白茯神), 향부자(香附子)
- 생리통이 심하거나 생리 불순이 심할 때 : 익모초(益母草), 택란(澤蘭), 애엽(艾葉)
- 임신이 잘 되지 않거나 습관적으로 유산이 될 때 : 오미자(五味子), 구기자(枸杞子), 토사자(兔絲子), 복분자(覆盆子)
- 근육통이나 관절통이 동반될 때 : 모과(木瓜), 강활(羌活), 독활(獨活), 두충(杜冲), 우슬(牛膝)
- 안면 부종이나 전신 부종이 심할 때 : 백복령(白茯苓), 차전자(車前子), 택사(澤瀉)
- 소화 불량이나 변비가 동반될 때 : 목향(木香), 익지인(益智仁), 산사(山查), 지실(枳實), 사인(砂仁)
- 이유 없이 콜레스테롤이 높거나 지방간이 있을 때 : 강황(薑黃), 대계(大薊), 결명자(決明子), 백작약(白芍藥)

- 피부가 건조하거나 트러블이 생길 때 : 방풍(防風), 형개(荊芥), 소엽(蘇葉)
- 탈모가 심하거나 손톱이 잘 부러질 때 : 적하수오(赤何首烏), 백하수오(白何首烏), 목적(木賊)

갑상선 기능 항진증을 치료하는 방법에 대해서도 알아보자. 갑상선 기능 항진증은 한의학적 변증의 관점으로 보았을 때 신음허, 심음허, 간음허로 인해 대사 항진의 증상으로 볼 수 있다. 또 갑상선 기능 항진증의 원인이 되는 그레이브스병은 비음허, 폐음허로 인한 면역 질환에 해당된다. 체질의학의 관점에서는 양인, 즉 소양인과 태양인 등 주로 양적인 체질에서 이러한 증상이 나타난다.

항진탕(亢進湯)은 갑상선과 면역의 기능을 회복시켜 주는 한약재를 이용해서 심장, 간장, 신장의 과도한 양기를 내려 준다. 음기를 회복시켜 주는 한약재로써 과도하게 항진된 대사를 조절해 주고 잘못된 면역을 회복시켜서 갑상선 기능 항진증을 치료하는 것이다.

끝으로 복용하는 방법에 대해 알아보자. 항진탕을 기본으로 증상과 체질에 따라 한약재를 가감하여 하루 1~3회 식후에 복용한다. 갑상선 기능 항진증이 심하거나, 독성 결절이나 갑상선 독성의 경우에는 시간차를 두고 항갑상선 제나 심장 약을 복용해도 좋다. 심장의 기능과 혈액 검사상에 갑상선 호르몬의 수치가 회복되면 메티마졸이나 안티로이드의 복용을 줄이거나 중단해도 무방하다. 면역과 갑상선의 기능이 회복됨에 따라 항진탕의 복용 양을 줄인다.

- **갑상선 기능 항진증에 좋은 약재**
  - 체중이 계속해서 감소할 때 : 숙지황(熟地黃), 용안육(龍眼肉)
  - 심장 박동수가 지나치게 빠를 때 : 황련(黃蓮), 치자(梔子)
  - 가슴이 답답할 때 : 길경(桔硬), 지각(枳殼)
  - 더위를 참기 힘들 때 : 석고(石膏), 지모(知母)
  - 땀을 과도하게 흘릴 때 : 모려(牡蠣), 생지황(生地黃)
  - 불면증이 있을 때 : 산조인(酸棗仁), 백복신(白茯神), 향부자염초(香附子鹽焦)
  - 짜증이 심하거나 화를 참지 못할 때 : 원지(遠志), 석창포(石菖蒲)
  - 얼굴이 붉어지고 상열감이 있을 때 : 황금(黃芩), 시호(柴胡)
  - 심하게 피로감을 느낄 때 : 용안육(龍眼肉), 당귀(當歸), 천궁(川芎), 황기(黃耆)
  - 탈모가 심하고 머리카락이 가늘어질 때 : 적하수오(赤何首烏), 백하수오(白何首烏)
  - 안구 돌출이 있을 때 : 목적(木賊), 결명자(決明子)
  - 피부에 트러블이 심할 때 : 방풍(防風), 형개(荊芥),
  - 안구 건조증, 구강 건조증이 있을 때 : 생지황(生地黃), 용안육(龍眼肉), 산수유(山茱萸)
  - 피부가 건조할 때 : 계지(桂枝), 방풍(防風), 형개(荊芥), 박하(薄荷)
  - 불임이나 유산이 될 때 : 오미자(五味子), 구기자(枸杞子), 복분자(覆盆子), 토사자(兎絲子)
  - 생리통과 생리 불순이 심할 때 : 애엽(艾葉), 익모초(益母草), 택란(澤蘭)
  - 근육통, 관절통이 있을 때 : 강활(羌活), 독활(獨活)

갑상선 질환, 침으로도 치료가 되나요?

갑상선의 기능은 두뇌가 뇌하수체에서 갑상선 자극 호르몬을 분비함으로써 조절한다. 이밖에도 자율 신경을 통해 갑상선의 기능을 조절한다. 교감 신경에 의한 조절은 경추 부위의 상, 중, 하 교감 신경절에 의해, 부교감 신경에 의한 조절은 두뇌 속에 위치한 미주 신경을 통한다. 따라서 교감 신경절과 미주 신경을 따라 분포된 경혈을 자극하면 갑상선의 기능을 간접적으로 조절하는 셈이다. 이러한 방법으로 항진증과 저하증을 효과적으로 치료할 수 있다.

풍지(風池), 대추(大椎)는 부교감 신경인 미주 신경이 두개골에서 나와 갑상선으로 진행하는 길목에 위치한 혈자리다. 부교감 신경이 저하되어 있는 항진증의 경우에는 보법(補法, 허를 보하여 양을 보강하는 치료법)을 위주로, 부교감 신경이 흥분되어 있는 저하증의 경우에는 사법(瀉法, 보법에 대조되는 치료법)을 위주로 치료한다. 그 밖에도 증상과 체질에 따라 갑상선에 해당하는 경락인 수궐음심포경(手厥陰心包經)과 저하증에는 족소음신경(足少陰腎經), 항진증에는 족태양방광경(足太陽膀胱經)이나 수태양소장경(水太陽小腸經)을 위주로 치료한다.

약침학이란, 순수 한약재 등에서 추출, 정제, 희석, 혼합 또는 융합한 약액을 침을 놓는 자리에 투입 또는 매몰하는 한방 의료 행위를 말한다. 치료 효과를 보다 극대화시키기 위한 치료법이다.

약침은 장부에 직접 주입하는 침법으로 한약을 복용하는 것보다 빠른 시간 내에 효과를 볼 수 있다. 또 침이기 때문에 복용이 어려운 환자에게 유용하다. 소화 기능이 약하거나, 인사불성, 정신분열증 등으로 인해 필요한 한약을 복용할 수 없는 경우에 사용할 수 있다. 이밖에 소량의 약물을 사용하므로 그 효과에 비해 경제적이고 장부허실이 복잡한 질환에 사용할 수 있다. 질병이 진행되어 오장육부의 여러 곳에서 문제가 발생되는 질병의 경우, 약침 치료로 각각의 장부를 따로따로 동시에 치료할 수 있다. 기존의 방법으로 곤란했던 질병에 응용된다. 마지막으로 각종 난치병에 치료 효과가 크다. 초기, 말기를 불문하고 각종 암, 원인이 불분명하고 잘 낫지 않는 난치성 면역 질환, 신경 질환에 부작용이 거의 없으면서 치료 효과는 좋다.

약침의 종류

- **팔강 약침**

질병을 진단하는 한의학의 기본 이론인 팔강변증을 위주로 하여 진단한다. 그에 따라 적합한 한약을 방제학의 이론에 따라 처방하여 배수혈, 복모혈 등 주요 경혈에 주입하여 각 장부의 허실(虛實)을 조절하는 약침이다. 종류로는 이담, 간기울결, 간혈허, 심화왕, 위적체, 폐음허, 신양허, 신음허, 상초(황련해독탕), 중초, 하초 등이 있다.

- **증류 약침**

복합한약재를 탕전하며 탕액을 분리하여 증류 추출한다. 약침 중에서 팔강변증이론에 의한 처방이 아닌 대증 치료에 적합한 약침이다. 견비통, 요각통, 슬통, 소염, 어혈, 습담, 마황+천오, 왕도 등이 있다.

- **경락장 약침**

경락장 이론을 바탕으로 질병이 있는 부위의 주변에 나타나는 반응점, 경결점을 정확히 찾는다. 그 질병을 치료하는데 필요한 한약 성분을 주입하여 인체의 면역 기능을 향상시키는 약침이다. BU(웅담+우황), BUM(웅담+우황+사향), CC(녹용), CF(홍화), CFC(홍화+녹용) 등이 있다.

- **동물성 약침**

벌침, 왕지네, 두꺼비의 독성 및 자하거의 기미 등 동물성 단백질을 포함하고있는 단미제를 추출하여 이를 객관화, 표준화, 규격화하여 치료하는 약침이다. 봉약침, 섬수, 오공, 자하거 등이 있다.

- **혈기 보양 약침**

혈기가 물러남이 없이 흐르게 함으로써 질병을 예방하고 치료하며 건강을 증진시키는 약침이다. 척유, 비연, 삼정, 청열, 청폐, 은비산, 충만어혈, 삼기활력 등이 있다.

- **혈맥 약침**

약침의 새로운 치료 방법으로 산양삼 또는 산양산삼 등과 같은 원재료를 초미분화 공법으로 추출한 약침약을 혈맥에 주입하여 치료 효과를 극대화한 약침이다. 산양산삼, 산양삼, 산양산삼+, 산양삼+, 생맥, 왕도 등이 있다.

- **단미제 약침**

특정 한약제에서 특정 성분만을 뽑아내는 새로운 추출 방법을 사용하여 조제하는 약침이다. 종류에는 당귀가 있다.

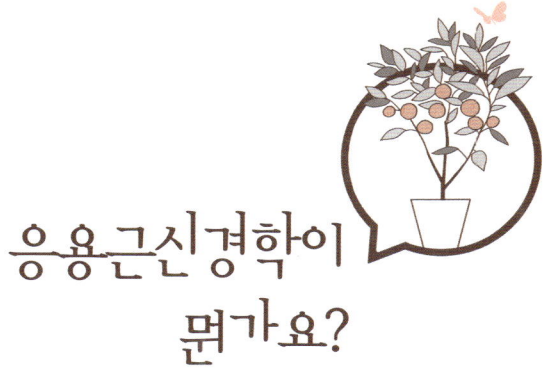

응용근신경학이 뭔가요?

　응용근신경학(Applied Kinesiology)이란 미국의 굿하트(Goodheart) 박사에 의해 창안된 통합 치료 의학이다. 필자는 굿하트 박사를 서양의 허준 선생과 같은 존재로 존경한다. 응용근신경학의 기원은 수기 치료(기구와 약물 없이 손으로 하는 치료)인 카이로프랙틱에 있지만 지금은 독립적인 치료법으로 인정받고 있다. 국내에는 손가락을 이용한 오링테스트(O-ring test)로 처음 알려졌다. 하지만 이는 응용근신경학의 일부일 뿐, 그 범위는 매우 광대하다.

　건강은 구조적(Structural), 화학적(Chemical), 정신적(Mental) 요소들이 모두 최상의 기능을 발휘할 때 성취될 수 있다. 응용근신경학은 신경과 근육을 이용하여 오장육부의 미세한 기능적 이상을 알아내 필요한 치료 정보를 제공한다. 응용근신경학의 이러한 치료 철학은 개인의 유전적인 특수성에 기반한 맞춤 치료를 목표로 하는 통합 기능 의학의 치료 철학과 유사하다.

굿하트 박사는 동시대의 카이로프랙틱의 다양한 기술뿐 아니라 대체 의학, 민간 의학을 응용근신경학에 받아들였다. 특히 한의학의 경락 이론을 독창적으로 받아들이고 재탄생시켰다. 이는 기존 한의학계에서는 시도된 적이 없는 혁신적인 방법론이다. 한의학의 핵심 원리인 경락 이론의 우수성을 확인했고, 동서양의 의학이 서로 소통할 수 있다는 가능성을 제시한 데에 큰 의의가 있다.